Sivananda Yoga Vedanta Centre
悉瓦南達瑜伽吠檀多中心
——著——

Sonia Gitanjali
甘乃夏空間阿育吠陀執行師
——審定——

瑜伽 YOGA ❀ 冥想 MEDITATION ❀ MASSAGE

飲食 FOOD ❀ 居家療法 HOME REMEDIES

阿育吠陀實作入門

源自古印度的
性靈與療癒傳統

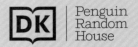

Original Title: Practical Ayurveda
Text Copyright © Sivananda Yoga Vedanta Retreat House, 2018
Copyright © Dorling Kindersley Limited, 2018
A Penguin Random House Company

出版╱楓樹林出版事業有限公司
地址╱新北市板橋區信義路163巷3號10樓
郵政劃撥╱19907596　楓書坊文化出版社
網址╱www.maplebook.com.tw
電話╱02-2957-6096
傳真╱02-2957-6435
作者╱悉瓦南達瑜伽吠檀多中心
審定╱Sonia Gitanjali
翻譯╱羅亞琪
企劃編輯╱陳依萱
校對╱周季瑩
港澳經銷╱泛華發行代理有限公司
定價╱750元
初版日期╱2023年4月

國家圖書館出版品預行編目資料

阿育吠陀實作入門 ╱ 悉瓦南達瑜伽吠檀多中心作；羅亞琪
譯. -- 初版. -- 新北市 ： 楓樹林出版事業有限公司,
2023.04　面；　公分

譯自：Practical Ayurveda：find out who You are and
　　　what You need to bring balance to your life

ISBN 978-626-7218-51-8（平裝）

1. 健康法

411.1　　　　　　　　　　　　　　　112001984

FOR THE CURIOUS
www.dk.com

CONTENTS

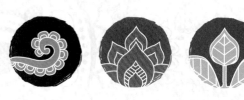

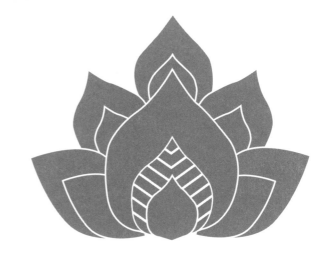

「健康的人會面帶微笑、開懷大笑，
因為他心情愉悅，感到快樂。
健康是大地之母贈予的禮物，
是生命背後的能量。
健康是你與生俱來的權利，疾病不是。
身體健康就跟誕生在
這個世界上一樣，是很自然的事情。」

——斯瓦米·悉瓦南達

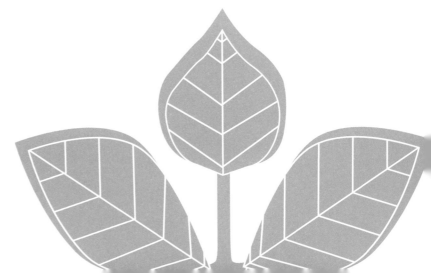

前言

　　瑜伽和阿育吠陀是姊妹科學，都是教導人們過著自然的生活並在生理、心理和性靈方面洋溢健康快樂的方法。

　　阿育吠陀和瑜伽經典是世上最重要的性靈與療癒傳統之一，描述了健康人生的倫理和每日、每月、每年該做的事情，涵蓋的主題包括飲食與運動以及呼吸、感官、情感和心靈的運用。這些經典一步一步指引人們如何透過冥想達到全然的寧靜與和諧（即頭腦與心靈的平衡），進而開啟人類意識的深層潛力。

　　《阿育吠陀實作入門》一書遵循的是斯瓦米・悉瓦南達（Swami Sivananda，1887–1963）的指導，他是一位知名的印度瑜伽大師和醫生，著有超過兩百本關於瑜伽和阿育吠陀各個層面的書籍。

　　斯瓦米・悉瓦南達吩咐自己的優秀門徒斯瓦米・毗濕奴帝瓦南達（Swami Vishnudevananda，1927–1993）將瑜伽從印度傳到西方世界。斯瓦米・毗濕奴帝瓦南達在美洲和歐洲創建了悉瓦南達瑜伽吠檀多中心（Sivananda Yoga Vedanta Centre）之後，又於南印度的喀拉拉邦建立一個獨特的訓練中心，稱作悉瓦南達瑜伽丹王達利靜修院（Sivananda Yoga Dhanwantari Ashram），結合了瑜伽和阿育吠陀。

　　阿育吠陀的日常作息能讓你漸進培養出一個更健康的生活方式。書中列出的飲食選擇對個人的體質以及瑜伽和冥想的練習都有效果。

　　阿育吠陀透過飲食、草藥、油和礦物質增加你的氣（生命能量），瑜伽和冥想的練習則教你用更直接的方式留住你的氣，像是體位、調息練習、深沉放鬆和冥想。

　　我們希望《阿育吠陀實作入門》能幫助你療癒自我，發揮你身、心和靈的全部潛能。

斯瓦米・杜加南達　　　　　　　　　斯瓦米・悉瓦達沙南達

斯瓦米・開拉沙南達

國際悉瓦南達瑜伽吠檀多中心的各位阿闍梨

阿育吠陀與生命的四大目標

根據衍生出阿育吠陀和瑜伽的古典印度哲學，人生有四大目標。本書希望幫助你聚焦在法和解脫這兩個目標。

何謂阿育吠陀？

阿育吠陀的意思是「生命的科學」，由大量關於健康生活和疾病治療的資訊所組成，從心理學到手術、兒科到老年醫學等各個醫學領域都包含在內。阿育吠陀的知識最初是以口述的方式流傳，後來使用古老的印度語言梵文寫下。遮羅迦（Charaka）、妙聞仙人（Sushruta）和伐八他（Vagbhata）是阿育吠陀三大經典的作者。

阿育吠陀和瑜伽

近年來，阿育吠陀已經從印度傳到現代西方世界，因為強調整體的身心靈健康而普遍被西方人所接納，於是越來越受歡迎。

阿育吠陀和瑜伽是姊妹科學，源自同樣的哲學理論。然而，阿育吠陀主要的焦點是法（正確生活），瑜伽主要的焦點則是解脫（啟蒙頓悟）。兩者都是帶有全人觀點的應用系統——也就是說，人類被視為身體、心智和意識皆為一體的存在。那些造訪過世界各地任何一間悉瓦南達吠檀多中心的人，都會知道那裡同時傳授瑜伽和阿育吠陀。

法
(the right way of living)

（dharma，正確的生活方式）

所謂的法，指的是能提升內外健康與和諧並符合寧靜這個普世原則的生活方式。依循法的原則生活，是要真誠看清自己的本質，在對自己的本質擁有責任感和尊重的前提下行動，而不是一味受到強迫的習慣所驅使。這個意思是，我們生活時要對自己、他人和整個世界懷有責任心，為了全體的福祉而行動。本書將談到各種達成這個目標的方法。

利益
(material wealth)

（artha，物質財富）

我們需要一定的金錢才能舒服地支持自己。只要不傷害他人，同時秉持著分享的精神，阿育吠陀和瑜伽並不反對獲取財富這件事。

解脫
(enlightenment)

（moksha，啟蒙）

解脫的意思是克服我們的種種限制，讓內在變得真正自由。要得到這樣的自由，我們必須分辨身體和心智，然後明白自己真正的本質其實是超越這兩者的意識。這是非常難實現的目標，可以透過練習哈達瑜伽和勝王瑜伽達到。第五章會談到哈達瑜伽（調息、招式、放鬆），第六章會談到勝王瑜伽（正念思考與冥想）。

> 「阿育吠陀探討的是快樂、不快樂、好與壞的生活，以及哪些原因會造成這四種狀況。」
>
> ——遮羅迦

欲樂
(sensory pleasure)

（kama，感官愉悅）

在追求感官愉悅這方面，阿育吠陀和瑜伽建議適度即可。感受藝術與大自然帶來的正面影響十分有益，但是過度放縱感官則可能導致成癮、挫敗感和疾病。

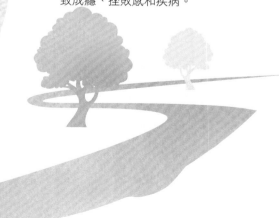

我的目標是什麼？

以舒服的姿勢坐著，接著閉上眼睛，放鬆身體和心靈。擺脫對過去和未來的憂慮，專注在當下。問自己下面這些問題，讓深層的自我告訴你答案：

- 我的人生目標是什麼？
- 我能怎麼對世界做出貢獻？
- 我的價值觀為何，要如何發展？
- 什麼讓我獲得最大的滿足？
- 我人生發展的下一步是什麼？

你和你的身體

YOU AND YOUR BODY

> 「根據阿育吠陀，人體是由三大身體能量、
> 七大組織、三大廢物組成。」

——斯瓦米·悉瓦南達

阿育吠陀與人體

人體有四個層面必須達到平衡，才能維持健康，它們分別是身體能量、組織、廢物和火焰。

認識人體

我們必須先知道阿育吠陀是怎麼理解人體的機能，才能開始學習如何保持健康。本章將概述阿育吠陀經典提到的人體架構與功能，並且看看如何用這套系統理解你的身體。

平衡的系統

阿育吠陀教導我們，健康的核心原則就是平衡。身體要保持健康，這裡提及的四個要素都必須處在平衡的狀態，不可太強，也不可太弱。這樣一來，身體會因為氣（為了讓身體維持所有機能所需的生命能量）的容量變大而有活力，也會有免疫力可抵禦疾病。接下來的內容將更詳細地檢視這些要素。

> 「身體能量達到平衡便是健康，失衡便是疾病。」
>
> ——斯瓦米·悉瓦南達

風能是運動、活動和感官的能量。

火能是一切轉變過程的來源。

水能是身體的力量和穩定來源。

身體能量 *(doshas)*

三大身體能量是存在於身體和心靈裡的能量，維持每一個身體能量的平衡便能讓身體系統有效運作。更多資訊請見第 14–15 頁。

組織 *(dhatus)*

七大組織共同組成身體的實體。健康的組織可以讓身體產生生命精華，也就是協助身體支持氣（活力能量），保護組織不受傷害的一種能量。更多資訊請見第 26–27 頁。

火焰 *(agni)*

火焰主要是以身體的消化之火這個形式存在。健康的消化之火讓食物能被消化，進而形成強壯的組織。此外，消化之火也能防止未消化的食物變成毒素堆積在體內，導致疾病。更多資訊請見第 26–27 頁。

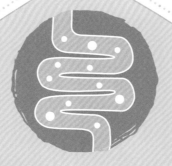

廢物 *(malas)*

身體的排泄物就稱作廢物，包括尿液、糞便與汗水。及時排出廢物有於助身體維持平衡，否則累積久了可能造成疾病。更多資訊請見第 26–27 頁。

三大身體能量

身體能量是充滿身體和心靈的能量，每一種都有不同的功用。每個人體內都存在三種身體能量，只是擁有的比例不同，而這就決定了一個人的體質。

身體能量、元素和特質

風能、火能與水能即所謂的三大身體能量，也就是不同的身體系統和心靈維持健康運作不可或缺的三種能量。每一種身體能量都是由五大元素（風、土、空、火和水，所有物質的基礎）當中的兩個元素組成。所有元素都有不同的特質（梵文寫作「guna」），也有各自的原則，像是水就有流動的原則。每一個身體能量都擁有其組成元素的特質，而這些特質定義了該身體能量的本質和它在身體裡扮演的角色。

風能是移動的身體能量。

風能(Vata)

風能是由風和空兩種元素所組成，風賦予它靈活和乾燥的特質，空讓它微妙和輕盈。

風能是裡最重要的身體能量，因為它是一切運動（如血液循環）和感官的能量。風能位於結腸。

風能的功用包括：

- 做出**運動**，像是呼吸、循環、神經衝動和廢物的排出等。
- 提供身體**所有的感官**。
- **點燃消化之火**。
- **加強記憶力**、驅動力和理解力。

風元素（移動）

空元素（空間）

火能 *(Pita)*

火能是由火和水兩種元素所組成，火賦予它炙熱和銳利的特質，水則使它流動和油潤。

在體內，火能是轉變（如消化作用）的來源，可提供內在的熱能。火能位於胃和小腸。

火能的功用包括：

- **消化食物**和添加消化之火的燃料。
- **產生血液**和讓皮膚出現顏色。
- **提供智識**與自信。
- **提供視力**。

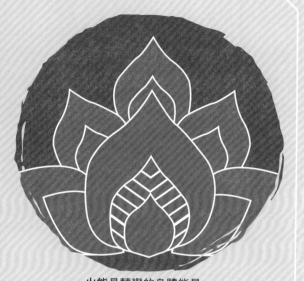

火能是轉變的身體能量。

火元素（轉變）

水元素（流動）

水能 *(Kapha)*

水能是土和水的身體能量，土賦予水能的特質有沉重和穩定，水賦予水能的特質則有油潤和平滑。

水能讓身體有實質、力量、凝聚、潤滑、冷卻和免疫力，同時也負責治癒。水能位於胃和胸腔。

水能的功用包括：

- **濕潤**胃裡的食物。
- 為心臟和感覺器官**提供力量**和冷卻的效果。
- **穩固**和**潤滑**關節。
- **提供味道**。

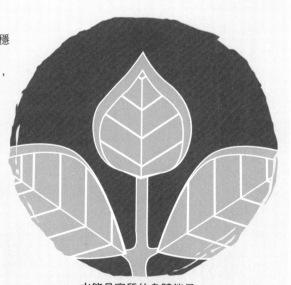

水能是實質的身體能量。

土元素（質量）

水元素（流動）

找出體質

一個人的體質是看他在受孕時每一種身體能量各自獲得多少來決定。體質會影響人的身體和心靈。知道自己屬於哪一種體質是健康的關鍵，因為這樣才知道最適合你的生活方式是什麼。

自評測驗

　　以下這個測驗可以讓你大概知道自己屬於什麼體質。然而，這並不能取代專業的阿育吠陀治療師所給予的更準確的評估。

　　針對每個問題選一個最適切的答案，給那個答案的字母一分。如果符合的答案超過一個，每一個都給半分。假如你覺得同一個問題在人生中不同的時候曾有不一樣的答案，那就選擇在生活穩定或身體健康的時候最貼切的答案。

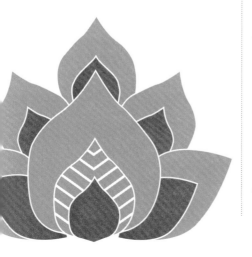

Q 你會如何形容自己的身體？

a 我的體型苗條瘦長，骨架纖細，肌肉精瘦，血管和肌腱十分明顯。

b 我的體型中等，肌肉明顯。

c 我的體型結實寬闊，骨架大而堅固。我很容易長肌肉，並有不少脂肪。

Q 你會如何形容自己的關節？

a 我的關節很小，偶爾會咯吱作響。

b 我的關節大小適中，很有彈性。

c 我的關節寬大堅實。

Q 你會如何形容自己的皮膚？

a 我的皮膚又乾又薄，有時摸起來粗糙和冰涼。

b 我的皮膚柔軟和溫暖，通常很保濕。

c 我的皮膚柔軟，介於濕潤到油潤之間，冰涼結實。

Q 你會如何形容自己的膚色？

a 我的皮膚有時會有不規則的色素沉澱，容易曬黑。

b 我的皮膚呈現健康的紅潤色澤，而且有雀斑或痣。

c 我的膚色均勻。

Q 你會如何形容自己的頭髮？

a 我的頭髮很細，容易乾裂。

b 我的頭髮很細，容易稍微油潤，可能有提早變白或禿頭的狀況。

c 我的頭髮十分茂盛、厚重、濃密，稍微油潤。

Q 你會如何形容自己的指甲和嘴唇？

a 我的指甲乾燥脆硬，容易裂開。我的嘴唇乾燥偏薄。

b 我的指甲柔軟有彈性。我的嘴唇紅潤柔軟，形狀勻稱。

c 我的指甲厚實光滑又堅硬。我的嘴唇蒼白、柔軟、豐腴。

Q 你汗流得多不多？
體味重不重？

a 我很少流汗。

b 我很容易流很多汗，體味濃烈難聞。

c 我會流汗，但是從來沒有什麼體味。

Q 深呼吸幾次，然後感覺手腕上的脈搏（這部分最好坐下來進行，事前不要攝取咖啡因或過於緊張興奮）。

a 我的脈搏快速輕柔，不容易辨識出一個明確的節奏，就像蛇一樣移動。

b 我的脈搏強大規律，不會太快或太慢，感覺像是一隻青蛙在跳躍。

c 我的脈搏飽滿、規律、緩慢，像天鵝一樣移動。

Q 你喜歡運動嗎？
你多久會想要動一動？

a 我喜歡多動，很難坐得住。我的動作快速，容易躁動。

b 我喜歡目標明確、需要精準完成動作的運動訓練。

c 我不太常想要運動，能夠也喜歡靜靜坐著好一段時間。我喜歡慢慢來，而非快速移動。

Q 你的體重多重？容不容易減重或增重？

a 我的體重通常比一般人輕，很容易減重。

b 我的體重正常，增重或減重都沒有問題。

c 我的體格十分強健，容易增重，增重後就很難減重。

Q 你最能適應
哪一種氣候？

a 我喜歡炎熱的天氣，對寒冷和強風非常敏感。

b 我難以忍受高溫和大太陽直曬，偏好涼爽一點的氣溫。

c 我可以忍受炎熱或寒冷的天氣，溫暖的天氣最好。潮濕和低溫有時讓我不太舒服。

Q 你會如何形容
自己的口語特質？

a 我很愛講話，講話速度也很快。我容易說話含糊，甚至結巴。

b 我口才很好，講話清晰、充滿自信。我的聲音很有力。

c 我講話時小心謹慎又穩定，曾有人說，聽我講話很舒服。

Q 你的睡眠品質如何？
你早上幾點醒來？

a 我很淺眠，通常睡得比一般人少，早上很早醒來。

b 我睡得很好，需要六到八小時左右的睡眠。

c 我睡得相當深沉安詳，喜歡睡得很久，很難醒來。

Q 你最喜歡吃
哪一類型的食物？

a 我喜歡溫熱的食物和湯品，我喜歡鹹、酸或甜的食物。

b 我喜歡冰涼、甜味和苦澀的食物。我有時喜歡沙拉和生食。

c 我喜歡溫熱的食物，我最喜歡又辣又乾的輕食。

Q 你會如何形容自己的
飢餓感？

a 我的飢餓感不太固定，可能強，也可能弱。如果注意力被占據，我很容易忘記肚子餓這件事，並忘了吃飯。

b 我的飢餓感強烈、規律、頻繁，肚子餓了一定得馬上吃東西。

c 我的飢餓感很規律，但是普遍不強。我通常不會很餓，特別是在早上，一天吃兩餐沒問題。

下一頁繼續 ≫

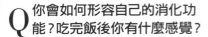

Q 你會如何形容自己的消化功能？吃完飯後你有什麼感覺？

a 我的消化功能不太固定。我可能很快就覺得飽了，就算原本非常飢餓。

b 我的消化功能很強，飽餐一頓後飢餓感時常很快又回來了。

c 我需要一段時間消化，吃東西最好慢慢吃。兩餐之間間隔很久我也不會餓。

Q 你多常排便？你的糞便是什麼狀態？

a 我常常一天排便不到一次。我的糞便又乾又硬，且容易便祕排氣。

b 我常常一天排便超過一次。我的糞便柔軟量多，有時相當稀軟或呈現液態。

c 我的排便頻率很規律，糞便形狀漂亮、量適中。

Q 你會如何形容自己的情緒？

a 我的情緒變化很快，喜惡分明。

b 被激怒時，我的情緒會很強烈。我很容易釋懷。

c 我的情緒穩定，有時可能讓人感覺無趣。一旦心情變差，就很難釋懷。

Q 感覺到壓力時，你會有什麼反應？

a 我會變得緊張焦慮，時常出現不安全感。

b 我很容易生氣，也很容易煩躁或不耐煩。

c 我通常能保持冷靜理智，讓我做出反應很不容易。

Q 對於學習新事物，你有什麼想法？

a 專注的話，我可以學得很快。

b 我的頭腦還滿好的，也很能夠專注。

c 我需要時間學習新事物。

Q 你會如何形容自己的記憶力？

a 我的短期記憶很好，長期記憶很差。

b 我基本上都滿會記事情的。

c 一旦學會某件事，我的記憶力就非常好，特別是長期來看。

Q 你會如何形容自己的思緒？

a 我走路時思緒可以飛快運轉，並常常有很多點子。我的注意力時常分散，要專注在單一事物上很困難。

b 我的思緒清晰明確，我喜歡分析思考和計畫。

c 我的思緒通常面面俱到、有條不紊。我不容易想出新點子，我喜歡停留在同一個主題上。

Q 你擅不擅長順應變化？

a 我很擅長順應變化，這符合我的本性。

b 我把變化視為自己可以掌握的挑戰。

c 我不喜歡變化，適應力差。我喜歡固定的作息。

Q 你的精力和耐力如何？

a 我很容易精力充沛，我的精力來得快、去得也快。

b 我的精力不錯也喜歡鞭策自己。

c 我動起來需要時間，但是一旦動起來，耐力就很好。

測驗結果

數數看你的 a、b、c 分別是幾分，**a 代表風能，b 代表火能，c 代表水能**。計算結果會讓你大概了解自己的體質受到哪一種身體能量支配；最高分者便是支配身體能量。

體質類型

大部分人的體質（注意：體質和身體能量不一樣）都有兩個支配的身體能量，也就是得到最高分的兩個身體能量。有些人的體質每一種身體能量的比例都差不多，因此所有的身體能量分數都不相上下。某一種身體能量完全強過另外兩種身體能量（兩者分數都很低）的這種體質非常少見。

身體能量特質

在接下來的這幾頁，你將了解每一種身體能量可能擁有的所有特質。由於我們全都是由三種身體能量結合而成，所以在描述你的身體能量的那一頁，有些特質可能跟你不完全相符（即使你那一個身體能量的分數特別高）。

風能(a)

如果你最高分的身體能量或最高分的身體能量之一是風能，請參見「風能的心靈與身體」（第 20–21 頁）這一節，了解風能體質的人最有可能擁有哪些特質。整本書只要出現藍色的風能方框，就能找到跟風能有關的資訊。

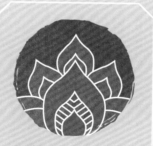

火能(b)

如果你最高分的身體能量或最高分的身體能量之一是火能，請參見「火能的心靈與身體」（第 22–23 頁）這一節，了解火能體質的人最有可能擁有哪些特質。整本書只要出現紅色的火能方框，就能找到跟火能有關的資訊。

水能(c)

如果你最高分的身體能量或最高分的身體能量之一是水能，請參見「水能的心靈與身體」（第 24–25 頁）這一節，了解水能體質的人最有可能擁有哪些特質。整本書只要出現綠色的水能方框，就能找到跟水能有關的資訊。

風能的心靈與身體

風能體質的主要特質是運動。風能者的心靈敏感而有創意，造成他們體格纖細、身體機能活躍（例如講話速度快）。

風能特質

這些是阿育吠陀經典所描述的風能特質，可以幫助我們了解風能對我們的影響。

靈動
輕盈
乾燥
涼爽
不規律
粗糙
纖細
敏捷
無形體

風能心靈

受到風和空這兩個元素的影響，風能的心靈具有運動、輕盈、速度、不規律等屬性（例如理解和學習能力強，但也十分健忘）。下面這個圖表列出了更多跟風能心靈有關的特質。

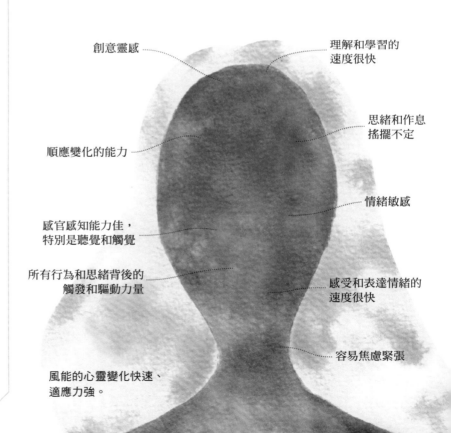

創意靈感

理解和學習的速度很快

順應變化的能力

思緒和作息搖擺不定

情緒敏感

感官感知能力佳，特別是聽覺和觸覺

所有行為和思緒背後的觸發和驅動力量

感受和表達情緒的速度很快

容易焦慮緊張

風能的心靈變化快速、適應力強。

風能身體

　　風能的影響造就了精瘦的體格和纖弱的構造。風能的身體機能傾向活躍、不穩定和不規律。由於身體的機能比構造容易產生變化，可以從這方面來判斷目前的生活型態是否增加或打亂了風能的比例。

淺眠，睡眠短暫、易受干擾

眼睛和四肢動得很快、不受控制

纖細乾燥的頭髮

可能多話、講話快而輕柔

通常很瘦，減重比增重容易

飢餓感有時很強烈，但也可能不存在

皮膚很薄、乾燥、冰涼，較早出現皺紋

肌腱和血管突出

指甲硬脆且薄

喜歡溫暖的天氣，對低溫和強風感到不適

肌肉精瘦

關節纖弱不穩固，會略吱作響

迅速、輕盈、多變的動作

四肢、手指或腳趾細長

容易輕度感冒

這是女性風能者的體型，身體構造列在左邊，身體機能列在右邊。

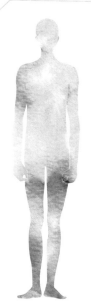

這是男性風能者的體型。

火能的心靈與身體

清晰和炙熱是火能者心靈與身體的特質，造成他們很有野心、智力敏銳，體格強健、身體機能強烈（例如代謝活躍）。

火能心靈

受到火和水這兩個元素的影響，火能的心靈具有穿透和轉變等屬性（例如智力敏銳和易怒）。下面這個圖表列出了更多跟火能心靈有關的特質。

火能特質

這些是阿育吠陀經典所描述的火能特質，可以幫助我們了解火能對我們的影響。

炙熱

酸

輕盈

液態

銳利

稍微油潤

穿透速度快

有點難聞

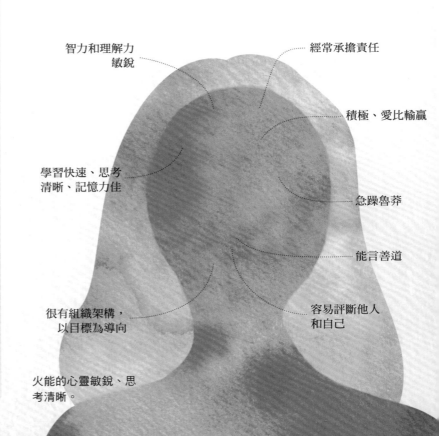

智力和理解力敏銳

經常承擔責任

積極、愛比輸贏

學習快速、思考清晰、記憶力佳

急躁魯莽

能言善道

很有組織架構，以目標為導向

容易評斷他人和自己

火能的心靈敏銳、思考清晰。

火能身體

　　火能的影響造就了適中的體格和靈活的關節。火能的身體機能具有強烈、銳利的本質。由於身體的機能比構造容易產生變化，可以從這方面來判斷目前的生活型態是否增加或打亂了火能的比例。

五官對稱

頭髮纖細、稍微油潤

體重正常，減重或增重都很容易

皮膚保濕、油潤、有彈性，偶有雀斑和痣

指甲有彈性和光澤

肌肉線條明顯

關節韌帶靈活柔軟

四肢大小適中

頭腦容易燥熱

講話清楚、肯定、有自信

容易大量流汗，氣味濃烈

代謝非常活躍，飢餓和口渴的感受強烈

不耐熱，喜歡寒冷

動作精準明確

容易發炎

這是女性火能者的體型，身體構造列在左邊，身體機能列在右邊。

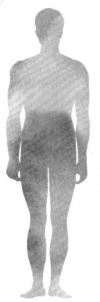

這是男性火能者的體型。

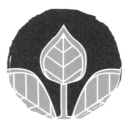

水能的心靈與身體

架構和穩定是水能者心靈與身體的特質。水能的心靈有耐性且謹慎，體格健壯，身體機能緩慢，例如代謝緩慢。

水能心靈

受到土和水這兩個元素的影響，水能的心靈具有穩定和耐力等屬性（例如頭腦冷靜、記憶力佳）。下面這個圖表列出了更多跟水能心靈有關的特質。

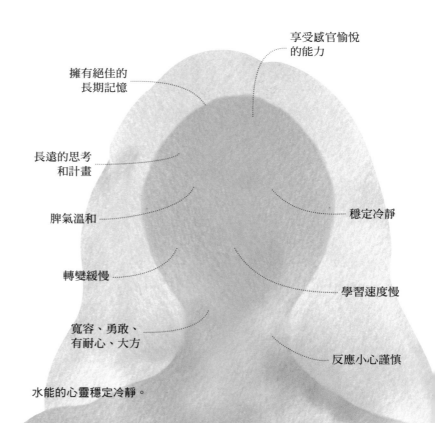

擁有絕佳的長期記憶

享受感官愉悅的能力

長遠的思考和計畫

脾氣溫和

穩定冷靜

轉變緩慢

學習速度慢

寬容、勇敢、有耐心、大方

反應小心謹慎

水能的心靈穩定冷靜。

水能身體

水能的影響造就了結實健壯的體格，肌肉和脂肪容易堆積。水能的身體機能緩慢（有時缺乏生氣）穩定。由於身體的機能比構造容易產生變化，可以從這方面來判斷目前的生活型態是否增加或打亂了水能的比例。

睡眠時間長、深沉、安詳

說話緩慢，令人感覺舒服

茂盛、濃密、油潤的頭髮

流汗適中，不太有味道

圓潤寬闊的五官

代謝緩慢，飢餓和口渴的感受不強烈

容易增重

皮膚濕潤、油潤、冰冷、厚實

指甲厚實強壯

肌肉壯大，發展良好

耐力佳

關節結實、寬大、潤滑性佳，韌帶堅實

動作緩慢有力

骨頭強壯、健全且大

免疫力佳

這是女性水能者的體型，身體構造列在左邊，身體機能列在右邊。

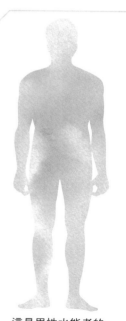

這是男性水能者的體型。

身體產生免疫力的方式

火焰、組織、生命精華和廢物全都對身體健康很重要。這四樣東西關係密切，各自的健康和機能是互相依靠的。

免疫力的各個層面

阿育吠陀所說的火焰是指身體的消化之火，負責所有跟轉變有關的過程，其中最重要的就是製造健康的組織。

七大組織分別是原生質、血液、肌肉和皮膚、脂肪、骨骼、神經組織和骨髓以及生殖組織。這些組織一個接一個被製造出來，火焰消化一個後再製造下一個：食物被消化後，製造出第一個組織原生質，原生質被消化後，製造出血液，以此類推。

生命精華在所有的組織被製造完畢之後被創造出來，因此常被稱作「第八個組織」。這種物質可以支持體內的氣（生命能量），並提供免疫力。

廢物指的是身體的排泄物，如尿液、糞便和汗水。廢物必須有效排放，才能維持身體健康。右邊的流程圖顯示了消化之火的強弱所帶來的不同效果，以及對組織、生命精華和免疫力造成的影響。

毒素和微弱的消化之火

假如消化之火很弱、身體能量失衡或廢物排放沒有效率，毒素（未消化的食物）就會在體內累積，破壞身體的健全機能。要防止毒素產生，要透過飲食和運動維持健康的消化之火（第 56–57 頁）。

健康的消化之火

在這個情況下，身體有能力消化食物、正確吸收食物的營養、製造健康的組織。這就表示，身體可以產生更多生命精華、提供更多免疫力、增加氣的容量。

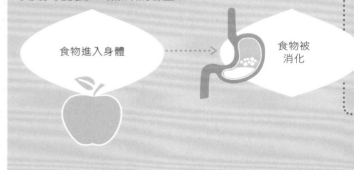

食物進入身體　　食物被消化

微弱的消化之火

在這個情況下，身體無法好好消化食物。未消化的食物稱作毒素（參見左邊的說明），累積多了會帶來疾病。另外，不健康的組織會形成，生命精華生成較少，甚至完全沒有。

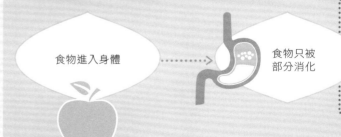

食物進入身體　　食物只被部分消化

> ## 「所有的疾病都是消化之火機能失調所導致。」
>
> ——遮羅迦

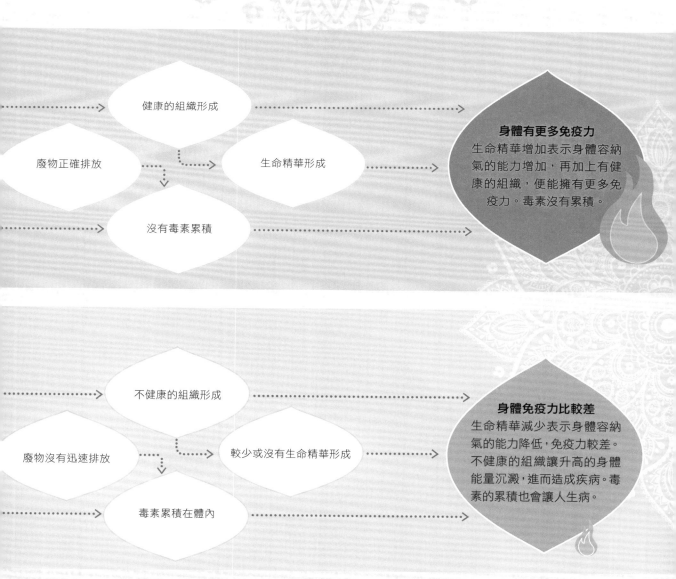

健康的組織形成

廢物正確排放

生命精華形成

沒有毒素累積

身體有更多免疫力
生命精華增加表示身體容納氣的能力增加，再加上有健康的組織，便能擁有更多免疫力。毒素沒有累積。

不健康的組織形成

廢物沒有迅速排放

較少或沒有生命精華形成

毒素累積在體內

身體免疫力比較差
生命精華減少表示身體容納氣的能力降低，免疫力較差。不健康的組織讓升高的身體能量沉澱，進而造成疾病。毒素的累積也會讓人生病。

阿育吠陀生活型態

THE AYURVEDIC LIFESTYLE

「所謂的健康是指睡得好、食物消化得好、心情自在，沒有任何疾病的狀態。」

——斯瓦米・悉瓦南達

健康的生活型態

阿育吠陀的生活型態是建立在三件事情上：規律作息、適度中庸以及留意身體能量和消化之火的自然節律。

什麼是健康？

身體能量、組織、消化之火和廢物都很正常時所擁有快樂、正向狀態，還有身體、心靈和感官的平靜狀態，就叫作健康。

不健康是從身體能量失衡開始的。起初，一個或一個以上的身體能量受到了「擾動」（輕微失衡的狀態），如果沒有加以緩和，就會繼續增加，最後呈現「升高」的狀態（較為嚴重的失衡），開始為身體帶來疾病。毒素累積、廢物排放得不夠快及微弱的消化之火也都會使身體不健康。

所有體質的人都應該時時刻刻做到本章列出的資訊和生活實踐。請特別留意針對某個支配身體能量所撰寫的方框。下一章會教導如何根據自己的需求量身打造一套生活方式。

> 「對自己有信心、做正確的事、幫助他人 —— 這些是成功、健康與快樂的關鍵。」

——斯瓦米・悉瓦南達

規律作息

每天同一時間進行健康的生活練習，可以把它們融入你的日常。你的身體會知道什麼時候要準備醒來、消化食物、睡覺。關於培養日常作息對健康有什麼幫助，請見第 32–33 頁。

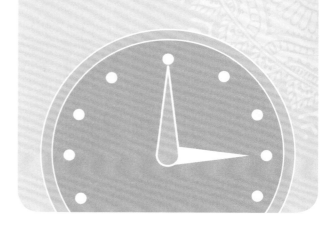

適度中庸

適度中庸可以為生活帶來平衡，防止超量過頭的情形發生。不健康的身體常常是從一時的判斷失誤開始。雖然明知道不可以，我們還是經常做出不健康的選擇，通常是為了追求感官愉悅。這樣的例子包括：飽餐一頓，讓胃負荷過重；熬夜晚睡或白天睡覺，打斷睡眠循環；壓抑想哭泣、打呵欠或甚至上廁所的生理需求。

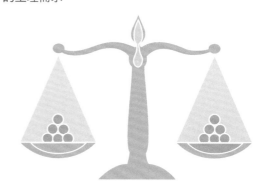

自然變化

身體能量對身體產生的影響以及消化之火的強弱會根據一天當中不同的時間（見第 32-33 頁）、我們的年紀和季節（見下方）而不斷變化。我們必須留意這些變化，才能維持健康的生活型態。

人生階段

在不同的人生階段，身體能量的強弱會有所不同，必須納入考量，因為這會影響到你有多需要平衡身體能量。

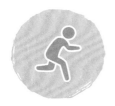

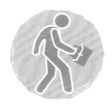

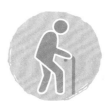

童年是水能時期。孩童需要水能才能成長，所以你應該支持水能，不加以擾動。

成年是火能時期。你的生活型態應該遵循身體能量的強弱（見第48-49頁）和季節的影響。

老年是風能時期，所以要注意風能是否累積過多，需要緩和。

季節

消化之火和身體能量的強度會隨著季節變化。阿育吠陀經典根據印度的副熱帶氣候，將季節分為冬季、夏季和雨季，可以呼應世界上溫帶地區的季節劃分。季節交替時，風能也會特別敏感，可能需要加以緩和。

冬天時，風能會增加，應加以緩和。你可以吃營養豐富的一餐，滿足旺盛的消化之火。水能會累積，宜保持溫暖。

春天時，冬天累積的水能融化了，會造成過敏和疲倦，因此應減少和消除多餘的水能。

夏天時，高溫會使消化之火變弱，能量耗損。火能會累積，應加以緩和，特別是下雨時。

秋天時，風能會再度累積，進一步削弱消化之火，因此這段時期應強化消化之火。

每日作息

每一種身體能量的強弱在一天當中不同的時間皆有所不同，會影響身體執行不同機能的效率。為了保持平衡，你應該看看每一個身體能量什麼時候最旺盛，再來安排每日的作息。

身體能量的每日節律

我們的身體和心靈有一個內在時鐘，每二十四小時進行一次循環。在一天當中的不同時間，身體能量的強弱會有所變化，對身心的影響也就跟著變化。根據不同的階段安排日常作息，便能讓身體能量保持平衡，使它們發揮最大的效力。例如，消化之火在白天火能旺盛的時候（早上十點到下午兩點）最為活躍，所以你應該在這段期間吃下一天當中最豐盛的一餐。

各個身體能量的強度所具有的每日節律，會影響我們對體內身體能量的感受。例如，體內的支配身體能量為水能的人，在水能旺盛的時候可能特別難起床，因為他們體質天生就有的沉重感會因為一天當中那個時候額外的水能強度，而變得更加強烈。因此，他們應該在清晨六點前（風能時段）起床，讓風能的強度跟天生就很高的水能強度產生抗衡，使他們感覺輕盈一些。

維持規律作息

作息規律是很重要的。每天同一個時間起床、吃飯、就寢可以為健康的人生提供理想的框架，讓一天充滿活力。規律對體內所有的活動都有幫助。例如，每天在同一個時間吃飯，消化之火就會知道要在那些時間變得活躍。

盡量不要超過晚上十點就寢，水能的沉重和遲鈍可以帶來安穩的睡眠。

消化之火在這段時間較不活躍，因此早點吃飯才能睡得安穩。

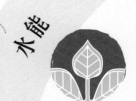

避免盯著刺眼的螢幕，並用這段時間進行使身心平靜的活動，像是冥想和瑜伽調息。

晚餐應該輕量，最好在六點左右吃。

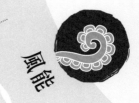

下午六點前吃晚餐，就寢之前才有充足的時間可以消化。

這個二十四小時的時鐘列出了一天當中每一個身體能量活躍的時段以及每一個時段該做的事。

風能的睡眠

風能屬性的人需要最多睡眠（每天約八到九小時）。要在睡前安撫躁動的情緒，應該在風能時段泡個熱水澡或抹油按摩，然後在水能時段就寢，好讓睡眠安穩。

火能

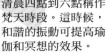

2 am

清晨四點到六點稱作梵天時段。這時候，和諧的振動可提高瑜伽和冥想的效果。

能的火焰能量可能
人在晚上十點後難
入眠。

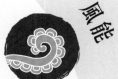

風能

在清晨六點以前起床，可以充分利用旺盛的風能提供的活力與輕盈。這個時候很適合練習冥想和瑜伽。

6 am

消化之火因為被強烈的水能影響，所以較不活躍。因此，早餐應該以輕食為主，以水能為支配身體能量的人甚至可以不吃早餐。

火能的睡眠

火能屬性的人每天需要七到八小時的睡眠。睡前一小時關掉螢幕會很有幫助。下午六點之後進行令身心平靜的調息練習和冥想有助於入眠。

水能

化之火因為有強烈
火能補充，所以最
活躍。一天之中最
盛的一餐應在這段
間食用，才能好好
化。

10 am

火能

水能的睡眠

水能屬性的人只需要睡七個小時左右。他們應在風能時段（清晨六點前）起床，一天便能有好的開始。如果水能獲得平衡，一夜好眠應該不成問題。

照顧自己的身體

潔淨是阿育吠陀的關鍵之一，要擁有一個健康的阿育吠陀生活型態，有很多建議的做法。有一個潔淨的身體會讓你感覺很舒服，對健康也有助益。

早晨作息

最理想的情況是，這裡列出的每一件事應該每天都要執行。然而，有些不熟悉的做法最好慢慢地納入作息裡。想要知道如何開始，可以參考第 40–43 頁的指引。

> 「健康就是財富。
> 根據自然調整自
> 我。遵守衛生法
> 則。享受長生不老
> 的福氣。」
>
> ——斯瓦米・悉瓦南達

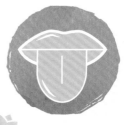

 1 刷牙

使用牙刷徹底清潔牙齒。你可以選用阿育吠陀牙膏，裡面的成分包括具有抗菌、抗發炎特性的草藥，如印度苦楝和丁香。

2 刮舌頭

將舌頭上堆積一整晚的舌苔刮除。你可以用銀、銅或鐵製的刮舌器（不要用塑膠的），或者中指和食指。從後面輕輕刮到前面，重複三至四次。

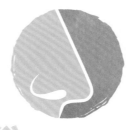

 6 抹鼻油

用手指沾一滴芝麻油，按摩每個鼻孔的內側。這可以讓鼻腔保持清潔，並減輕頭痛。

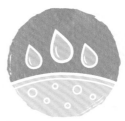

 7 油漱口

將一至兩小匙的芝麻油或溫水倒入口中，在口腔內輕輕來回移動五分鐘，接著吐掉。這樣做可以強化牙齦，減少口中細菌。

「早上喝一杯熱開水，可以點燃消化之火、潤滑身體、幫助腸胃蠕動。」

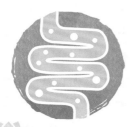

3 清腸胃

早上第一件事上一次廁所最好。及時且規律地排出廢物，可以讓身體輕盈，並預防毒素造成的疾病（見第 26-27 頁）。

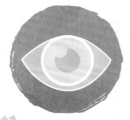

4 清眼睛

輕輕擦拭眼睛，用冷水洗臉，可使眼睛清新乾淨，移除晚上睡覺時積在眼裡的黏液或灰塵。

5 洗鼻子

使用洗鼻壺清除鼻腔和鼻竇多餘的黏液。混合半小匙的鹽巴和兩百四十毫升的溫水，接著使用洗鼻壺把溶液倒入一個鼻孔。完成後，擤出鼻孔殘餘的水。

8 吸香氛

點幾根香（有機的最佳），輕輕吸入產生的煙霧，緩和水能，消除早晨的沉重感。建議使用檀香、玫瑰、乳香和賽巴巴線香。

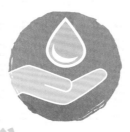

9 抹油按摩

抹油按摩（見第 36-37 頁）每個人都很適合。最簡單的油為芝麻油（適合風能和水能），火能者可使用冷卻性質的椰子油。關於油類的選擇，請見第 38-39 頁。

10 沖澡或泡澡

阿育吠陀很強調潔淨的重要性。清潔身體應該納入每個人早晨作息的一部分。為了保護頭髮和眼睛，請避免使用非常熱的水沖洗頭部。

自我按摩

按摩屬於阿育吠陀生活方式的一部分，具有許多好處。你可以找一個方便的時間在家按照這些步驟按摩自己。

如何進行自我按摩

　　最好的按摩時間為早上或傍晚，但是如果沒有辦法，在任何時間按摩總比完全沒按摩好。按摩時，肚子不應太飽或太餓，找一個溫度約 25℃的房間，坐在溫暖平穩的地方。過程中若有需要，請自行添加油量。如果沒有時間，可以只做步驟一和二。

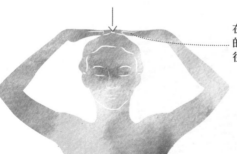

在不會不舒服的情況下用力往下壓。

1 雙手倒一些油，先用掌心按摩頭頂，再用指尖按摩。

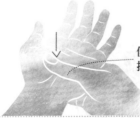

使用另一隻手的大拇指按摩掌心。

2 按摩掌心，接著手指交纏，輕輕握緊，然後拉開。雙腳也進行相同的動作，按摩腳底，接著手指和腳趾交纏。

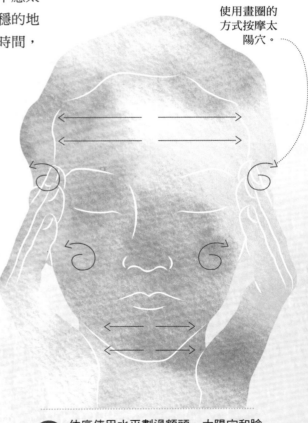

使用畫圈的方式按摩太陽穴。

3 依序使用水平劃過額頭、太陽穴和臉頰畫圈以及水平劃過下巴的方式來按摩臉部。

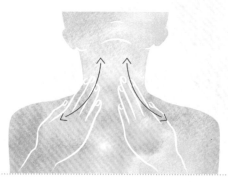

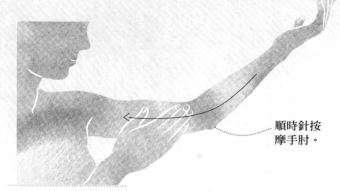

順時針按摩手肘。

4 使用往上和往下劃的方式來按摩喉嚨、頸部和肩膀。

5 從肩膀開始往下劃過手臂外側,接著往上劃過手臂內側。留意肩膀和手肘。順著體毛的方向劃,會讓風能和火能感到舒服;逆著體毛的方向劃則對水能有幫助。

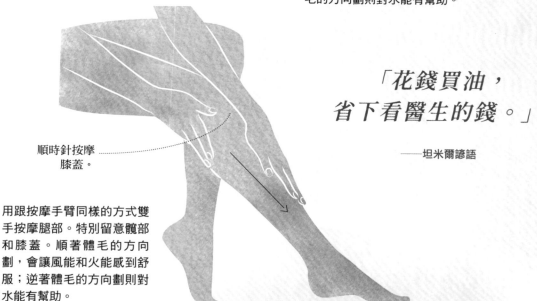

順時針按摩膝蓋。

6 用跟按摩手臂同樣的方式雙手按摩腿部。特別留意髖部和膝蓋。順著體毛的方向劃,會讓風能和火能感到舒服;逆著體毛的方向劃則對水能有幫助。

> 「花錢買油,
> 省下看醫生的錢。」
>
> ——坦米爾諺語

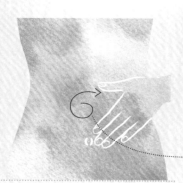

7 按摩你的腹部和胸部。上下輕輕地劃過胸骨。

順時針按摩腹部和胸部。

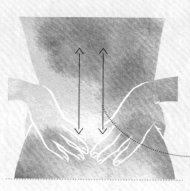

8 按摩背部和臀部。最後,從心臟的位置一路劃到手部,再從髖部一路劃到足部。

用力上下劃過背部和臀部。

下一頁教你選擇按摩油 ≫

選擇按摩油

　　按摩時，可根據身體的需求選擇適合的按摩油。一個講求平衡的系統會決定不同狀況下使用不同油類的效果。比方說，火能燥熱銳利，所以應該選擇具有冷卻和舒緩效果的油類來緩和升高的火能（見右邊和隔頁的方框）。

乾粉按摩

　　抹油按摩是最為常見的按摩形式。然而，要吸收按進皮膚裡的油需要強大的消化之火，所以當消化之火很弱時（例如有毒素、發燒或感染時），乾性或乾粉按摩比較適當。乾性按摩是使用絲質手套取代油，乾粉按摩則使用草藥糊。乾粉按摩具有發熱、刺激和脫水的功效，因此對微弱的消化之火或過多的水能很有幫助。

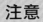

注意

有毒素（未消化的食物，見第26–27頁）、發燒、急性感染或貧血者不可進行抹油按摩。
有皮膚刺激或皮疹者不可進行乾粉按摩。

風能升高時適合的按摩

抹油按摩是對風能最好也最有效的療法。使用特殊的風能按摩油或芝麻油來進行抹油按摩，具有發熱、減少乾燥、滋補和接地的功效。進行完整的全身按摩後再搭配蒸氣療法是最好的，但是假如時間有限，一般的局部抹油按摩也非常有用。如果你很容易出現風能失衡的情況，應該把一般的抹油按摩納入作息中。

要緩和風能，可使用這些油：

- **芝麻油**（發熱）
- **杏仁油**（溫暖和舒緩）
- **橄欖油**（發熱）

火能升高時適合的按摩

使用椰子油、杏仁油等具有冷卻舒緩功效的油類或特殊的火能按摩油來進行抹油按摩可緩和火能，提供接地和平靜的功效，與火能的輕盈和尖銳抗衡。這個全面的身體感官體驗可以讓火能高度活躍的心智得到應得的休息。

要緩和火能，可使用這些油：

- **椰子油**（冷卻）
- **杏仁油**（溫暖和舒緩）

水能升高時適合的按摩

使用乾粉、絲質手套或者特殊的水能按摩油、芝麻油或芥子油等具有發熱功效的油類來進行刺激性的按摩,可以達到輕盈和發熱的效果,緩和水能。按摩完後進行蒸氣浴或乾熱療法特別有效。

要緩和水能,可使用乾粉或這些油:

- **芥子油**(非常發熱,請勿全身使用,一次只針對特定部位就好)
- **芝麻油**(發熱)

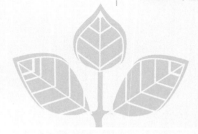

乾粉按摩前置作業

混合以下材料,調製按摩用的乾粉。

- 鷹嘴豆粉 300 克
- 乾燥羅勒 2 大匙
- 乾燥鼠尾草 2 大匙
- 印度苦楝粉(可省略)1 大匙
- 印度乳香粉(可省略)1 大匙
- 餘甘子或三果實粉(可省略)1 大匙
- 細磨岩鹽 2 大匙

「抹油按摩可減緩老化、
消除疲勞與痠痛、
幫助睡眠安穩、提供力氣、
延年益壽。」

——斯瓦米・悉瓦南達

消化之火微弱時適合的按摩

消化之火微弱時,肌膚難以吸收按摩油,因此在這些情況下按摩一定要很謹慎。使用乾粉、絲質手套或特殊的按摩油可以刺激皮膚的消化之火。

可刺激皮膚裡的消化之火的油類:

- **芥子油**(非常發熱,請勿全身使用,一次只針對特定部位就好)
- **特殊的藥用阿育吠陀芝麻油**(發熱)

按摩之後

馬上使用衛生紙擦掉身上的油,擦不掉的部分則使用肥皂清洗或沖澡。不要受寒吹風,花點時間休息。

步驟一 邁向較健康的生活型態

如果你是第一次接觸健康的生活方式，可以從這裡開始，運用三個步驟邁向完整的阿育吠陀生活型態。記住，關鍵在於規律和適度，最好慢慢地改變，這樣才能持久。

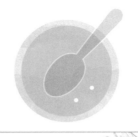

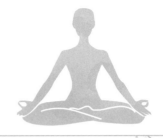

一天之始

試著比平常早三十分鐘起床，並在下列的衛生習慣中挑一或兩個排進晨間作息。

- 用油按摩頭頂和足部（見第36–39頁），接著沖澡。
- 洗鼻子，接著刮舌頭（見第34–35頁）。
- 吃早餐前喝杯熱開水。

食物和三餐

三餐是阿育吠陀生活型態中最重要的層面之一。從下面的建議當中挑一個實踐。

早餐
- 試著吃一頓簡單的早餐（特別是你沒有吃早餐習慣的話），可以參考第90–95頁的食譜。

午餐
- 吃一頓溫暖的午餐，用餐的時候慢慢吃。

晚餐
- 使用溫熱的熟食取代沙拉和生食。

瑜伽和冥想

每天進行完整的瑜伽和冥想練習感覺好像要投入很多心力，不如從以下幾點做起。

- 一週進行一次完整的瑜伽練習（見第120–163頁）。
- 每天冥想五分鐘（見第176–177頁）。

從以下這幾件事情挑一個在日常生活中實踐。

- 每天做五分鐘腹式呼吸和身體覺察練習（見第124–125頁）。
- 每天做五分鐘的正念思考（見第172–173頁）。這樣對自己說：「我的心對萬物充滿慈悲。」

邁向健康之路

不要一下就想改變生活型態的每一個層面。請依照這個建議養成健康的習慣：

- 從一或兩個你最有動力改變的層面開始做起。
- 不要做出會跟家庭或工作職責發生衝突的改變。
- 制訂計畫，記錄進度。如果有一個目標沒做到，就退回上一步。

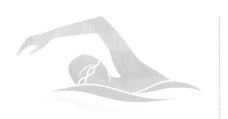

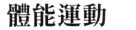

給風能的建議

風能屬性者應該試著：

- 少攝取咖啡因飲料，改喝咖啡因含量少很多的綠茶。
- 晚上不要吃沙拉以及生食，改喝溫熱的湯品。

體能運動

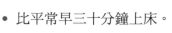

一天收尾

假如你不習慣規律運動，可以靠下面的步驟把運動納入每日和每週的固定行程。

- 慢慢開始，先一天運動十分鐘就好，每天增加一分鐘。
- 早上運動最好，但更重要的是每天在同一個時間運動。
- 一天沒運動，隔天重新開始就好，別讓挫折感越積越多。
- 參見第 50–55 頁，看看哪一種運動最適合你的體質。

在現代的生活型態中，睡眠常常受到忽略。請試著每天晚上完成以下事項，獲得更安穩的睡眠。

- 比平常早三十分鐘上床。
- 睡前至少十五分鐘不要使用電腦、電視或手機。利用這段時間安靜沉思。
- 參見第 33 頁，看看你的體質獲得一夜好眠最適合的方式是什麼。

給火能的建議

火能屬性者應該試著：

- 每天下午吃新鮮的甜味水果當點心。
- 每天花十五分鐘運用積極放鬆的方式讓身心冷卻（見第 160-161 頁）。

給水能的建議

水能屬性者應該試著：

- 做一些額外的運動，像是走樓梯取代搭電梯。
- 晚上吃少一點，每天早上起床後，喝一杯消化之火飲料（見第 85 頁）。

達成較健康的生活型態

步驟二

你已經開始改變生活型態、體驗到當中的好處了，現在，我們來看看你要如何繼續進步，保持動力。試著用相同的速度繼續添加新的習慣。

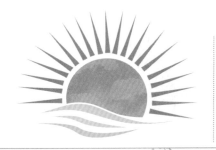

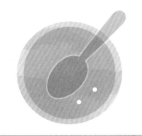

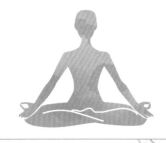

一天之始

食物和三餐

瑜伽和冥想

每兩週就將鬧鐘提前十分鐘，以早上六點左右起床為目標。慢慢把下列習慣排進晨間作息。

- 練習正念思考——每天早上眼睛睜開，就對萬物充滿感恩（見第 172–173 頁）。
- 完成抹鼻油和油漱口（見第 34–35 頁）。
- 每週一次在沖澡前按摩自己（見第 36–39 頁）。
- 喝一、兩杯熱水，清空腸胃（見第 208–209 頁關於支持腸胃機能的居家療法）。

添購基本款的香料（見第 68–69 頁），每天至少有一餐在同一個時間吃。你或許可以改吃素，增加悅性（見第 64–67 頁）。

早餐

- 根據你的支配身體能量調整早餐內容（見第 90-95 頁）。

午餐

- 早上準備一頓簡單的午餐（例如炒蔬菜，見第 104 頁），然後放進隔熱便當盒裡帶去上班。

晚餐

- 每天傍晚六點吃一頓多湯水、易消化的輕食（見第 106–113 頁）。

上班期間做頸部練習（見第 130–131 頁），暫時遠離電腦。先利用週末進行瑜伽和冥想練習，接著也可以慢慢在週間安排練習時間。

- 十到三十分鐘的調息和招式（見第 122–159 頁）。
- 十分鐘的冥想（見第 176–177 頁）。

簡易的改變

這些簡易的改變會為你的健康帶來顯著影響，並提供額外的動力，讓你繼續實踐更有挑戰性的生活型態練習。

- 每週一天忌甜食。
- 用新鮮或乾燥的水果取代甜食。
- 一天當中只喝熱或溫的阿育吠陀水（見第 85 頁）。

給風能的建議

風能屬性者應該試著：

- 使用具有舒緩功效的油類自我按摩，以每週兩次為目標。
- 每天在同一個時間用餐，為生活帶入規律性。

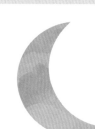

體能運動

規律運動是將運動納入每日作息最好的方法。你可以嘗試不同類型的運動，看看你最喜歡做哪一種。

- 如果沒辦法每天運動，請建立每週兩到三次的運動作息。
- 從事適合你身體能量的運動（見第 50–55 頁）。

一天收尾

每個月逐漸提前三十分鐘上床，以晚上十點或更早之前就寢為目標。接著，慢慢把以下練習排進作息中。

- 睡前一小時完成所有該做的事（無論是腦力或體力方面），減少臥房擺設的電子裝置。
- 睡前進行五分鐘的冥想（見第 176–177 頁）和瑜伽調息練習（見第 124–127 頁）。

給火能的建議

火能屬性者應該試著：

- 少喝酒精飲料，少吃油炸或辛辣的食物。
- 每天練習淨脈調息法（見第 126–127 頁）。

給水能的建議

水能屬性者應該試著：

- 每週使用水能按摩油或草藥粉自我按摩一次（見第 36-39 頁）。
- 可以的話，每週不吃早餐或晚餐一次。

步驟三　擴充健康的生活型態

現在，固定作息培養好了，你應該要專心維繫它。你也可以深入探索阿育吠陀和瑜伽的其他方法，提升身心的健康。

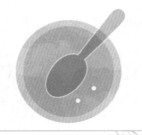

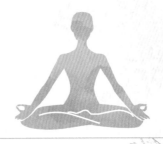

一天之始

每天早上五點半左右起床，接著慢慢把下面這些事項排進作息。

- 每天早上練習三十分鐘的瑜伽和冥想。
- 每週至少自我按摩一次（見第 36–39 頁）。
- 盡量實踐第 34–35 頁的衛生習慣。

食物和三餐

慢慢養成以下的習慣，直到全部變成日常生活的一部分為止。

- 每天在同一個時間用餐。
- 根據季節變化調整飲食。
- 如果想要，可以嘗試完全吃素（見第 64–67 頁）。
- 找出哪一種飲食適合你體內的身體能量，在身體能量受到擾亂時加以遵循。
- 開始使用適合你的體質和口味的香料。
- 火能或水能者，嘗試每週禁食一天（見第 86–87 頁）；風能者每週禁食半天。

瑜伽和冥想

每天練習瑜伽和冥想一個小時，最好分成兩次三十分鐘的練習，一次排在早上，一次排在下午或晚間。

- 做瑜伽時，進行調息和放鬆練習。
- 每週至少上一次瑜伽課，享受團體能量帶來的好處，保持練習動力。
- 試著一年去一次瑜伽靜修所，使身心完全充飽電。這也會讓你有動力堅持、深化練習。

「懷有健康的想法，就能
保持健康。」

——斯瓦米・悉瓦南達

給風能的建議

風能屬性者應該試著：

- 吃溫熱的食物。
- 規律排便。
- 固定進行抹油按摩（見第 36-39 頁）。

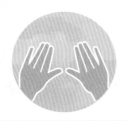

阿育吠陀療法　一天收尾

不斷監測你的消化之火和身體能量（見第 48-49 頁）健不健康，試試以下的做法：

- 運用基礎的居家療法，例如只喝阿育吠陀水（見第 85 頁）。
- 冬季時，每天可以抹鼻油多達三次（見第 34-35 頁）。
- 如果你的體質有很強烈的火能和水能，春季時要長時間禁食一次，至少兩天、至多一週（見第 86-87 頁）。
- 找阿育吠陀治療師進行五業排毒療法，理想的時間為春季或秋季（見第 194-195 頁）。

現在，你應該每天晚上十點前就已經就寢了。你也可以嘗試下面這些建議：

- 臥房不可出現任何電腦或手機螢幕。
- 一天結束之前，預留足夠的時間進行舒緩身心的活動，如安靜沉思、冥想（見第 180-181 頁）或瑜伽調息（見第 124-125 頁）。
- 盡量在睡前至少一小時停止工作。

給火能的建議

火能屬性者應該試著：

- 喝印度酥油和牛奶。
- 用玫瑰水或蓖麻油舒緩眼睛（見第 34-35 頁）。
- 寬容待己和待人。

給水能的建議

水能屬性者應該試著：

- 限制攝取油脂過多和屬性沉重的食物。
- 規律禁食和運動。
- 利用乾粉或水能按摩油進行按摩（見第 36-39 頁），促進代謝。

保持健康

MAINTAINING GOOD HEALTH

「隨時留意較不明顯的疾病徵兆，以免生病。」

——斯瓦米‧悉瓦南達

發現問題

身體能量失衡或消化之火變弱時，疾病便會開始顯現。這些方框列出的症狀可幫助你發現失衡的情形，接下來幾頁則會建議你怎麼處理這些問題，不讓情況更嚴重。

風能升高

這些症狀可能表示身心的風能開始出現擾動。

心理層面

- 缺乏專注力
- 失眠
- 敏感（像是對聲音和碰觸敏感）
- 精疲力盡

生理層面

- 非常不耐寒
- 躁動不安，無法好好坐著
- 肌肉緊繃
- 便祕、排氣或排便很水
- 渴望甜、鹹或酸的食物
- 關節僵硬或疼痛
- 容易得到感冒或泌尿道感染等常見疾病

關於可以做出哪些生活型態的選擇來治療升高的風能，請參見第 50–51 頁的「緩和風能」一節。

火能升高

這些症狀可能表示身心的火能開始出現擾動。

心理層面

- 暴躁易怒
- 容易隨便評斷他人和自己
- 過於好強的行為

生理層面

- 非常不耐熱
- 灼熱感（尤其是眼睛）
- 臉頰經常發紅、漲紅
- 對強光敏感
- 口渴或飢餓難耐
- 排便稀軟頻繁
- 流汗增加
- 皮膚刺激
- 渴望甜膩冰涼的食物和飲料
- 胃灼熱或打嗝有酸味

關於可以做出哪些生活型態的選擇來治療升高的火能，請參見第 52–53 頁的「緩和火能」一節。

回應你的身體

身體處於不斷變動的狀態，身體能量和消化之火的強弱總是一直在變化。培養出覺察自己身體的能力，便能注意到並處理身體能量失衡與消化之火變得微弱的狀況。風能因為具有變動的本質，所以是最容易升高的身體能量，但也可以最快恢復平衡。火能比風能穩定，而水能的穩定性最高，一旦增加了，就需要付出不少努力才能回復平衡。最容易失衡的身體能量是你的體質中最強大的身體能量，或者最受到你的生活型態（像是久坐的生活型態會使水能增加）、季節（夏天會使火能增加）或人生階段（老年時期會使風能增加）影響的身體能量。

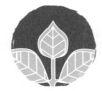

水能升高

這些症狀可能表示身心的水能開始出現擾動。

心理層面

- 缺乏內在動力和清晰思緒
- 對事物強烈依賴

生理層面

- 皮膚極為冰冷
- 沒有食慾和飢餓感
- 味覺和嗅覺減弱
- 增重
- 感覺沉重懶散
- 疲勞倦怠
- 很難活躍起來
- 頭皮油潤和頭皮屑
- 分泌物增加、變稠
- 鼻竇炎或鼻竇阻塞
- 容易得到多咳的感冒

關於可以做出哪些生活型態的選擇來治療升高的水能，請參見第 54–55 頁的「緩和水能」一節。

微弱的消化之火

這些症狀可能表示你的消化之火十分微弱，需要加強。

生理層面

- 消化不良
- 吃完飯後感覺飽足、沉重或脹氣
- 正常用餐後感覺疲累
- 對某些食物出現不耐
- 胃食道逆流、胃灼熱或胃炎
- 糞便裡有未消化的食物

關於可以做出哪些生活型態的選擇來治療微弱的消化之火，請參見第 56–57 頁的「強化消化之火」一節。

緩和風能

風能不規律、靈動、輕盈、乾燥、涼爽、纖細、敏捷又粗糙，可以透過規律、穩定、沉重、油潤、發熱、黏稠、緩慢地平滑地活動加以緩和，因為這些特質跟它相反。

生活型態

規律是緩和風能的關鍵。風能比例高的人動作和身體節律容易變得不規律，所以應該試著保持固定的吃飯、工作和睡眠時間。

應該

- 日常作息保持固定。
- 固定放鬆。
- 在陽光下到鄉村地區走走。
- 花點時間安靜沉思。
- 聆聽令人平靜的音樂。
- 泡溫熱的澡。

不應該

- 太緊張。
- 吃飯時間不固定。
- 攝取咖啡因。
- 講太多話。
- 睡太少。
- 運動過度勤密。
- 暴露在有風和寒冷的地方。
- 從事感官刺激過於強烈的活動。

按摩

使用具有發熱功效的油類進行抹油按摩，是緩和風能最好也最有效的生活練習。如果你容易出現風能失衡的情形，應該將抹油按摩變成固定日常作息的一部分。關於如何自我按摩、風能升高時該使用哪一種油，見第 36–39 頁。

運動

可以接地、培養力氣以及任何動作緩慢精準的運動，都能緩和風能。舉重特別合適，因為這項運動可以提供穩定和實質的力量，與風能的輕盈和靈動抗衡。體質內風能比例高的人應小心避免操累過頭。

飲食

飲食規律、攝取溫熱多湯的食物、只喝熱飲，對於想要緩和風能的人很有幫助。緩和風能的飲食比適合其他身體能量的飲食含有更多的油脂和穀物。關於風能飲食，可見第 72–75 頁。

瑜伽和冥想

從事瑜伽和冥想所需要的專注和安靜以及能帶來的平靜和接地功效，對於靈動、不規律和輕盈的風能很好。關於這方面的資訊，請參見跟瑜伽有關的第五章（第 118 頁）和跟冥想有關的第六章（第 164 頁）。

治療師

你或許會想找一位阿育吠陀治療師，他們會先對你評估，接著可能推薦全身按摩等油療、緩和風能的灌腸療法（見第 192–193 頁）或是消除升高風能的全面五業排毒療法（見第 194–195 頁）。

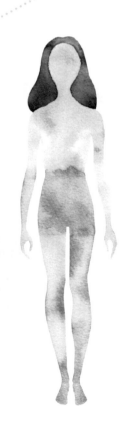

*「風能若處於和諧狀態，
會出現熱誠、正常的呼吸與行動
以及恰當排放廢物。」*

——遮羅迦

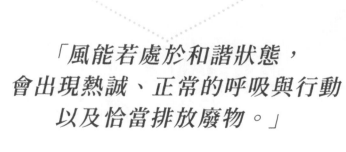

緩和火能

火能炙熱、液態、銳利、輕盈、穿透速度快、酸又有點油潤，可以透過涼爽、舒緩、沉重、稍微乾燥與溫和的活動加以緩和，因為這些特質跟它相反。

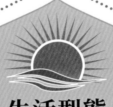

生活型態

火能比例高的人情感和活動傾向較為激烈，溫和適度的工作與生活型態對他們很有益。請從事舒緩身心的嗜好，不要做可能引起強烈情緒的活動。

應該

- 使用椰子油按摩。
- 游泳。
- 在樹林或樹蔭下散步，避開陽光。
- 泡涼爽的澡。
- 聆聽令人平靜的音樂。

不應該

- 做日光浴或在陽光下待太久。
- 壓力。
- 使用三溫暖或蒸氣室。
- 大怒或生氣。
- 從事競爭型活動。

按摩

椰子油或杏仁油等具有冷卻或舒緩功效的油類可緩和火能，與燥熱和銳利的特質抗衡。關於如何自我按摩、火能升高時該使用哪一種油，見第 36–39 頁。

運動

游泳和樹蔭下的室外活動是最適合火能的運動類型。非競賽型運動對火能比例高的人很好，可以抑制他們的好勝心，專心享受運動本身。

飲食

一天四餐、每餐量少的飲食方式，忌吃辣和酸的食物、在飲食中添加生冷食物，可以緩和升高的火能。緩和火能的飲食蔬菜量比風能飲食多，穀物量比水能飲食多。關於火能飲食，可見第76–79頁。

瑜伽和冥想

瑜伽練習可以把火能的衝動和好強往內在引導，培養出對身體的覺察，而非競爭意識。冥想可舒緩火能尖銳的特質。關於這方面的資訊，請參見跟瑜伽有關的第五章（第118頁）和跟冥想有關的第六章（第164頁）。

治療師

你或許會想找一位阿育吠陀治療師，他們會先對你評估，接著可能推薦洗眼睛、使用緩和火能的冷卻和舒緩油類進行按摩（見第192–193頁）或是消除升高火能的五業排毒療法（見第194–195頁）。

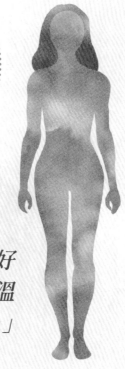

「火能若處於和諧狀態，會出現良好的視力和消化能力，以及正常的體溫和飢餓感，並感到快樂且絕頂聰明。」

——遮羅迦

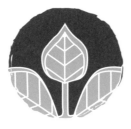

緩和水能

水能冰涼、沉重、油潤、穩定又柔軟，可以透過發熱、輕盈、乾燥、靈動與粗糙的活動加以緩和，因為這些特質跟它相反。

生活型態

想緩和水能的人應該找一些方法挑戰自我、讓自己動起來、不時改變固定作息。刺激是跟遲鈍和穩定（最後可能變成僵化）抗衡的關鍵。

應該

- 乾粉或抹油按摩
- 泡溫熱的澡。
- 聆聽活力四射的音樂。
- 學習新事物。
- 脫離固定作息。
- 跟會帶來刺激感的人相處。

不應該

- 過度久坐。
- 睡太多。
- 過度增重。
- 暴露在寒冷之中。
- 過著離群索居的生活。

按摩

使用乾粉、絲質手套或具發熱功效的油類進行產熱或刺激性的按摩，可緩和水能。關於如何自我按摩、水能升高時該使用哪一種油，見第36–39頁。

運動

運動對水能強大的人而言很重要，因為這能刺激他們較為緩慢的代謝。團體運動的速度、動感和競爭特性對他們十分有幫助。跳舞也很好，因為舞蹈的輕盈和靈動可以跟水能的沉重和穩定產生平衡。

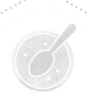

飲食

要緩和水能，可以試著不要飲食過量或吃太過沉重的食物。偶爾少吃一餐、固定禁食、整體上吃得少一點，都是很好的做法。餐點最好是溫熱的，不要吃沉重、油潤的食物或吃太多穀物。關於水能飲食，可見第 80–81 頁。

瑜伽和冥想

瑜伽可以刺激氣（生命能量），減輕水能造成的倦怠和懶散。接著，瑜伽帶來的輕盈和清晰感會在冥想過程中獲得強化。關於這方面的資訊，請參見跟瑜伽有關的第五章（第118 頁）和跟冥想有關的第六章（第 164 頁）。

治療師

你或許會想找一位阿育吠陀治療師，他們會先對你評估，接著可能推薦緩和水能的草藥熱拓包或乾粉按摩（見第 192–193 頁）或是消除升高水能的五業排毒療法（見第 194–195 頁）。

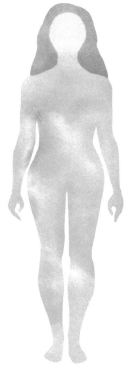

> 「水能若處於和諧狀態，會擁有油潤、凝聚、安穩、雄風、強壯、紀律良好、有耐心、不貪婪的特性。」

——遮羅迦

強化消化之火

維繫消化之火是阿育吠陀的其中一條關鍵原則。如今，照顧我們的消化之火可能是我們最重要的任務之一，因為現代生活型態大部分的層面都會削弱消化之火。

生活型態

阿育吠陀教導我們如何保持強壯健康的消化之火，若消化之火受到削弱時，又該如何恢復它的機能。這跟飲食的內容、方式和時機以及規律運動有關。

應該

- 每天在同一個時間用餐。
- 吃輕盈、好消化、新鮮、未加工的食物。
- 根據你的健康狀況和身體能量定期禁食。
- 喝熱或溫開水。
- 規律運動。

不應該

- 把胃塞得太滿。
- 不餓的時候吃東西。
- 喝冷飲。
- 緊張或在壓力大的時候吃大餐。
- 過度久坐。

按摩

組織的消化之火必須夠強，按摩油才能被吸收；倘若消化之火太弱，完整的抹油自我按摩可能難以吸收。使用刺激性的油類、乾粉或絲質手套按摩會是不錯的替代選項（見第36–39頁）。

運動

運動可以刺激與強化消化之火和整個消化過程。試著每天運動，或至少一週兩到三次。

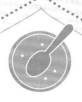

飲食

想強化消化之火的人，可以在食物中使用不少香料，並且每週禁食一天（見第 86–87 頁）。不要吃太多或太過沉重的食物。關於要強化消化之火該怎麼吃，可見第 84–85 頁。

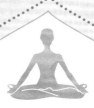

瑜伽和冥想

大部分的瑜伽招式都有強化消化之火的功效。完整的瑜伽練習可刺激代謝和消化系統中的火焰，讓你準備好完全消化吃進去的食物。關於這方面的資訊，請參見跟瑜伽有關的第五章（第 118 頁）。

治療師

除了針對強化消化之火所做出的生活型態和飲食建議，阿育吠陀治療師可能還會推薦一系列具有治癒功效、強化消化之火的草藥。這些大部分也能消化毒素（見第 196–97 頁）。

> 「健康快樂的祕訣，就是隨時
> 保持有點飢餓的狀態。」
>
> ——斯瓦米·悉瓦南達

食物、飲食
與食譜

FOOD, DIET, AND RECIPES

「什麼樣的飲食都可以，但一定要符合這項條件：
維持健康且預防疾病。」

——遮羅迦

食物的療癒力量

在阿育吠陀哲學裡，營養被稱作「偉大的藥」。
完善均衡的飲食是身心擁有健康、力量和快樂
的根本。

健康的飲食

　　你所吃的食物應該令人食慾大開，
吸引所有的感官。你應該漸漸改變飲
食，減少不完善的食物，增加健康的食
物。熟能生巧之後，你就可以找到最適
合你的口味和體質的飲食。

　　均衡的飲食是由三分之二的滋養型
食物（可形成組織）和三分之一的淨化
型食物（可防止水能增加、累積多餘組
織，見第 26 頁）組成。

- **滋養型食物**：穀物、水果、牛奶、乳
製品、堅果、油脂，以及馬鈴薯這類
澱粉類蔬菜。
- **淨化型食物**：豆類以及其他所有的蔬
菜（排除具有激性或惰性的蔬菜，見
第 65 頁）。

飲水和進食

　　飯前半小時和用餐期間喝一小杯熱
水或室溫開水很有益。超過這個量會減
弱消化之火。飯後至少一小時再喝東
西，才不會削弱消化之火或增加水能。

來源

新鮮成熟的當地食
材（而非進口食材）
是最好的選擇（見
第 66-67 頁）。

時機

你所處的季節、一天當
中的時間點和人生階段，
都跟應該吃什麼食物有
關。冬天時，三餐要豐
盛滋養；夏天時，三餐
要輕盈涼爽。午餐應該
是分量最大的一餐。

品質

食物應該選擇有機新鮮
的，並根據味道、屬熱或
屬寒、容不容易消化、對
身體能量和組織具有的
影響等因素來挑選。不要
吃加工食品或調理包
（見第 66-67 頁）。

分量

不要吃太多或太少。讓
你的胃有一半是固體食
物、四分之一是液體，
剩下四分之一空著。

遵守這八條原則，吃進去的食
物便能發揮療癒的力量。

組合

身體的消化能力會受到不同食物的組合方式所影響（見右邊的方框）。

料理

你不是由吃下的食物所組成，而是由消化的食物所組成。自然生長的食物經過正確調理（加熱或烹煮最為理想）才容易消化吸收（見第 88–89 頁）。

環境

煮東西和吃東西的氣氛以及廚房的狀態扮演了重要的角色（見第 88–89 頁）。你應該在整齊正向的環境中料理食物。

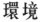

你自己

你——吃東西的人——也很重要，如果趕時間、壓力大、生病了或消化之火很微弱，再怎麼健康的食物也可能變成毒藥。

不相容的食物

有些食物在不對的時間吃很多或者跟特定食物一起吃，會變得難以消化，並削弱消化之火、打亂身體能量、產生阻塞、破壞組織。只有消化之火非常強大或習慣吃這些食物的人才有辦法消化它們。

盡量避免：

- 牛奶搭配水果、魚類、肉類、優格、番茄或豆類
- 熱的食物搭配冷的食物
- 熱飲搭配蜂蜜、酒精或優格
- 印度酥油搭配等量的蜂蜜
- 冬天吃生冷的食物

「想獲得福佑，飲食應該達到不讓新的疾病現形、緩解現有疾病的目標。」

——遮羅迦

六種味道

在阿育吠陀體系中，每一種食物或物質都至少擁有六種味道當中的一種，六種味道分別是甜、酸、鹹、辣、苦、澀。要好好滿足身心，一頓完整的餐點應包含全部的六種味道。

對身體能量的影響

這六種味道每一個都有不同的屬性，如冷卻或油潤。每一種味道都會對身體能量產生影響，因為它們跟身體能量一樣是由五大元素組成，同樣擁有那些特質。跟某個身體能量特質相同的味道會增加該身體能量。要緩和體質中升高的身體能量，飲食裡就要強調具有相反特質的味道。

消化三階段

阿育吠陀餐首先從屬甜的水能階段展開，水和土兩個元素會在此時被消化。理想上，具有甜味的食物（像是穀物和甜點）應該要先吃，因為它們需要依靠強大的消化之火來消化。這可能跟西方的飲食型態不一樣，卻很值得一試。

接著是屬酸的火能階段，消化的是火這個元素。所以，下

用餐時請依照不同味道的順序，從甜味食物開始吃，最後再吃澀味食物。

冷卻、沉重、油潤

1 甜

甜味食物包括：穀物、印度酥油、義大利麵、麵包、糖、牛奶、乳酪、馬鈴薯、紅蘿蔔、甜菜根、南瓜、歐防風、小黃瓜、大部分的水果。

水土

發熱、油潤、輕盈

2 酸

酸味食物包括：檸檬、凝乳、白脫牛乳、番茄、羅望子、酸蘋果。主食可以搭配一片檸檬和／或一些優格再加上鹽。

土火

3 鹹

鹹味食物包括：醬油、岩鹽、海鹽。

發熱、油潤

水火

每一種味道都是由兩種元素組成，結合了不同的特質。每一種食物至少都有一種味道，很多擁有一種以上，如芹菜（苦、辣、鹹）。

一個要吃的是酸和鹹的食物，這些可以支持消化之火。

最後是風能階段，消化的是風和空，因此苦和澀的食物要留在最後吃。這些可以支持風能階段，減少水能。

「酸和辣可刺激消化之火；苦和澀可減少組織。」

乾燥、冷卻、沉重

澀 6

澀味食物包括：石榴、梨、豆類、豆腐。主食應該要有豆類或豆腐才完整。

風空

苦 5

苦味食物包括：薑黃、葫蘆巴、葉菜類、茄子、新鮮香草。在一道菜上面撒一些切碎的綠色香草便可增添苦味。

輕盈、冷卻、乾燥

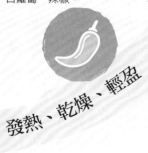

辣 4

辣味食物包括：黑胡椒、薑、聖羅勒、小豆蔻、白蘿蔔、辣椒。

火風

發熱、乾燥、輕盈

味道對風能的功效

風能是由空和風組成。
甜、酸、鹹這三種味道可緩和風能。
辣、苦、澀這三種味道會增加風能。

味道對火能的功效

火能是由火和水組成。
甜、苦、澀這三種味道可緩和火能。
辣、鹹、酸這三種味道會增加火能。

味道對水能的功效

水能是由土和水組成。
辣、苦、澀這三種味道可緩和水能。
甜、酸、鹹這三種味道會增加水能。

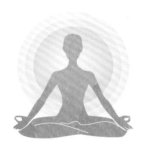

悅性飲食

悅性是和諧與清晰的能量。悅性飲食可以讓心靈愉快，是由美味完善、賦予心靈力量的純淨食物所組成。

能量與喜悅

悅性是心靈的三大能量（特質，見第 166–167 頁）之一。悅性飲食是以純淨的食物構成，可賦予健康、能量、喜悅、寧靜和清晰。我們的身心強烈受到我們吃進去和喝下去的東西所影響，當你開始遵循悅性飲食，悅性帶來的正向體驗會讓你想要更進一步提升自己的味覺和食物選擇。

悅性飲食是以新鮮、天然的食材料理而成，食用時要趁新鮮、分量適中，並坐下來慢慢享受。悅性飲食容易消化，會讓你感覺輕盈、充滿活力。

隔頁的指南可以幫助你有意識地做出飲食方面的選擇。記住，改變應該逐步實踐，同時堅持不中斷。

> 「提高純淨、力量、健康與喜悅的食物就是悅性食物。」
>
> ——《薄伽梵歌》

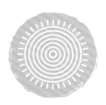

悅性食物

盡量在你的飲食中包含越多下列的食物越好：

 全穀物，如大麥、小米、小麥、燕麥、未精製的米和藜麥。

 新鮮蔬菜，如葉菜類和小黃瓜、南瓜等帶籽蔬菜。

 新鮮成熟的水果，如梨子、蘋果、李子、桃子、杏桃、芒果、無花果和酪梨。

 堅果、種子和豆科，如綠豆、扁豆、剖半鷹嘴豆、鷹嘴豆、腰果、杏仁、葵花籽和南瓜籽。

 乳製品，像是從快樂的牛或羊身上取得的有機鮮乳及印度酥油、新鮮乳酪、凝乳和優格等製品。

 香料，不要過於刺激。香菜、胡椒、薑黃、孜然、巴西利和岩鹽應適量。

 天然增甜劑，如片糖、蜂蜜、糖蜜、楓糖漿和龍舌蘭糖漿。

健康替代物

想投入悅性飲食，試著將上排紅色的食物用下排綠色的食物取代。

肉類、魚類、禽鳥等蛋白質來源	蛋，做黏合劑或蛋白質來源	蛋，做膨鬆劑使用	洋蔥	醋
↓	↓	↓	↓	↓
豆類、豆腐和天貝	鷹嘴豆粉、豆腐和木薯粉	泡打粉或者優格加上氣泡水	薑或芹菜	檸檬汁

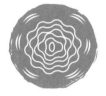

激性食物

激性是擾動的能量（見第 167 頁）。激性食物會增加負面情緒，如色慾、憤怒、貪婪、自私、暴力和自負。激性食物具有過多的辣味、苦味、酸味、鹹味、乾燥程度和灼燒感。香菸便是激性的東西；悅性食物匆匆忙忙地吃下也會變成激性。

試著避開下列這些激性食物：
- 未熟的水果
- 過辣的香料（如辣椒）吃得過多
- 咖啡因（咖啡、紅茶、綠茶和氣泡飲料）
- 太多甜食
- 洋蔥
- 蒜頭
- 白蘿蔔
- 硬質乳酪
- 蛋
- 精緻白糖
- 氣泡飲料
- 芥末醬
- 香料和鹽巴添加過多的便利食品
- 含有人工添加劑的零食
- 各類興奮劑

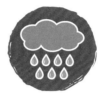

惰性食物

惰性是抗拒的能量（見第 167 頁）。惰性食物是不新鮮、腐壞或不乾淨的食物，會讓人遲鈍、沒有活力、懶散、抑鬱。肉類、禽鳥、魚類和所有的成癮物質（如酒精、大麻和鴉片）本質上都是惰性的。悅性食物吃得太多（飲食過量）也會變成惰性。

試著避開下列這些惰性食物：
- 過熟的水果
- 菇類
- 醋
- 花生
- 肉類
- 禽鳥
- 魚類
- 發酵食品
- 焦掉的食物
- 煎炸食物
- 炙烤過的食物
- 重複加熱的餐點
- 罐頭食品
- 加工食品
- 事先做好的餐點
- 剩菜

考慮吃素

瑜伽飲食是以悅性食物為基礎，因此屬於奶素。
只吃素食具有許多益處。

為什麼要成為
素食主義者？

要維持身心健康快樂，就必須吃新
鮮營養的食物，而均衡的素食飲食包含
穀物、蔬菜、水果、香草、牛奶、印度
酥油和植物油，能夠提供所有我們需要
的營養。吃素對個人健康和這個世界都
有正面影響（見右文）。

聰明慎選

新鮮成熟的食物是悅性飲食最好的
選擇。盡量不要吃罐裝或冷凍食品。三
餐應該新鮮烹煮，不要加工過。

可以的話，請試著：

- 購買有機食材，挑選在沒有農藥的肥
  沃土地上生長的食物。
- 購買當地食材，農夫市集和自家生產
  的農產品最理想。
- 不買預先包裝或進口的超市產品。

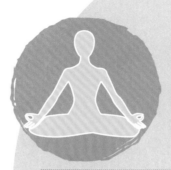

提高悅性

吃素可以提高悅性（見第 166–
167 頁）、提升性靈成長。肉類、
禽鳥、魚類和蛋都屬於激性和惰
性食物。

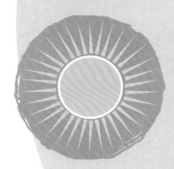

營養滋補

食物距離能量的原始源頭——太
陽——越遠，就越沒有滋養功
效。比起會對消化道造成負擔的
肉類，以植物為本的食物較為輕
盈好消化。

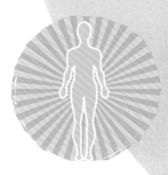

促進健康

科學研究證實，擁有均衡素食飲
食的人較少罹患慢性病。這些人
的膽固醇較低、較不肥胖、心臟
病風險較低。

> 「願你們每個人都藉由吃素獲得完美的健康、壽命與平靜；吃素對冥想和健康的生活很有幫助。」
>
> ——斯瓦米・悉瓦南達

培養同情心

對萬物具備同情心、不施加暴力是阿育吠陀很重要的一部分（見第 174–175 頁）。這些自然也包括動物在內。

餵飽全世界

全球人口數量不斷增加，正在對這個星球的資源造成壓力。假如所有人都吃素，地球其實可以為每個人提供足夠的糧食。

保護地球

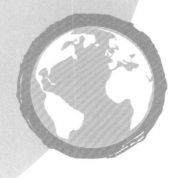

吃素可以降低肉類生產對環境帶來的負面影響，像是溫室氣體的排放以及水資源的浪費和汙染。

現代的食物生產

牛奶和奶油會殘留動物的印記，像是牠們的飼料品質和居住環境。你應該在負擔得起的情況下投資最好的食物。

高品質的產品來自於享有以下生活條件的動物：

- 天然棲息地
- 移動的空間
- 品質好的飼料
- 自由選擇吃進自己所需的食物
- 不注射荷爾蒙或抗生素
- 不曾有過害怕或緊張等負面體驗

這裡列出了吃素的六個理由；吃素對個人和全球都有益處。

香草和香料

根據阿育吠陀哲學，香草和香料可以刺激食慾、強化消化之火、產生有益的療癒功效。要緩和某一個升高的身體能量，請使用表中相對應欄位顯示向下箭頭的香草或香料。

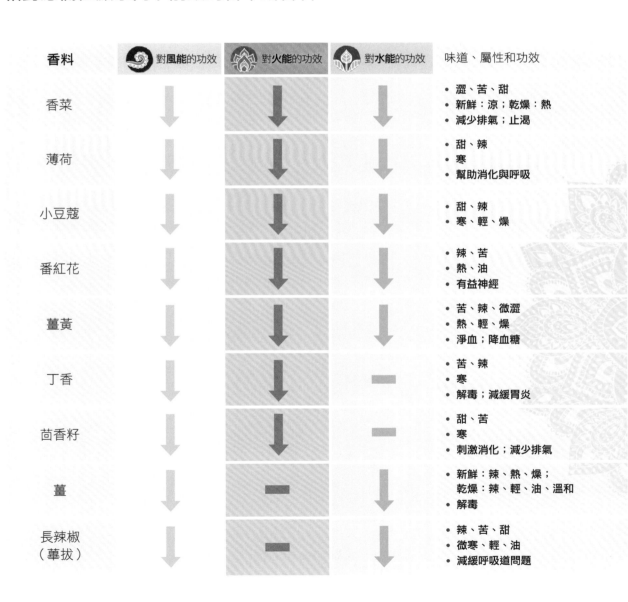

香料	對**風能**的功效	對**火能**的功效	對**水能**的功效	味道、屬性和功效
香菜	↓	↓	↓	• 澀、苦、甜 • 新鮮：涼；乾燥：熱 • 減少排氣；止渴
薄荷	↓	↓	↓	• 甜、辣 • 寒 • 幫助消化與呼吸
小豆蔻	↓	↓	↓	• 甜、辣 • 寒、輕、燥
番紅花	↓	↓	↓	• 辣、苦 • 熱、油 • 有益神經
薑黃	↓	↓	↓	• 苦、辣、微澀 • 熱、輕、燥 • 淨血；降血糖
丁香	↓	↓	—	• 苦、辣 • 寒 • 解毒；減緩胃炎
茴香籽	↓	↓	—	• 甜、苦 • 寒 • 刺激消化；減少排氣
薑	↓	—	↓	• 新鮮：辣、熱、燥； 　乾燥：辣、輕、油、溫和 • 解毒
長辣椒 （蓽拔）	↓	—	↓	• 辣、苦、甜 • 微寒、輕、油 • 減緩呼吸道問題

香料	對**風能**的功效	對**火能**的功效	對**水能**的功效	味道、屬性和功效
羅勒	↓	↑	↓	• 辣、苦 • 熱 • 新鮮：疏通
月桂葉	↓	↑	↓	• 辣、苦 • 熱 • 減少豆類造成的氣體
肉桂	↓	↑	↓	• 辣、苦、甜 • 熱、輕、燥 • 解毒；減少排氣
孜然	↓	↑	↓	• 辣、甜 • 熱、輕、燥 • 刺激食慾；減少排氣
葫蘆巴	↓	↑	↓	• 苦 • 熱 • 減少胃酸過多的情形
芥末籽	↓	↑	↓	• 辣、苦 • 熱、燥 • 解毒
肉豆蔻	↓	↑	↓	• 辣、苦、澀 • 熱 • 幫助睡眠；芳香
奧勒岡	↓	↑	↓	• 苦 • 熱、燥 • 解毒；減少排氣
巴西利	↓	↑	↓	• 辣、苦 • 輕、燥、熱 • 利尿；消化補藥
迷迭香	↓	↑	↓	• 辣、苦、澀 • 熱 • 疏通
咖哩葉	↑	↓	↓	• 苦、辣 • 沉、燥、熱 • 消化補藥
辣椒	↑	↑	↓	• 辣 • 熱、輕、燥 • 解毒；降膽固醇

印度酥油、糖和蜂蜜

在阿育吠陀體系中，食物就是藥。印度酥油、糖和蜂蜜除了可作為日常食材，也具有強大的療癒屬性。印度酥油和蜂蜜適量攝取時可強化消化之火。

收穫滿滿

糖是阿育吠陀料理的增甜劑選擇。蜂蜜被看作一種藥。兩種東西都應該適量攝取就好。

最好的糖為片糖（未精製的蔗糖，某些超市買得到）或沙卡拉糖（sharkara，淨化過的蔗糖，可以在專門店或網路上購得）。淨化過的蔗糖跟工業製造的精製白糖長得類似，不可搞混。

印度酥油味道甜甜的，可活化整個身體系統，是一種通用補藥。如果你很健康，可以試著每天使用印度酥油做菜。

！注意

不要加熱蜂蜜或把蜂蜜跟熱的東西一起食用，因為根據阿育吠陀經典，蜂蜜加熱會產生毒素（見第 26 頁）。蜂蜜不應跟印度酥油等量食用，因為這樣做也對身體有害。

印度酥油

印度酥油就是澄清奶油，是做菜最好的油脂類型之一。要製作印度酥油，必須把奶油加熱到所有的水分都蒸發掉，然後過濾掉固形物，只留下脂肪的部分。印度酥油越是陳年，療癒功效越好。據說，放了一百年的印度酥油就連水能也有辦法降低。

好處

印度酥油具有療癒功效，可改善心智功能、氣色、聲音、眼睛和生殖組織。它也可以作為具有療癒效果的香草的媒介，並加到某些香草精油之中。以下列出幾個印度酥油的醫療用途：

- 緩解燒傷
- 協助傷口癒合
- 補腦藥
- 淨化血液、治療皮膚病
- 舒緩、淨化眼睛

特質

- 沉重
- 柔軟
- 油潤
- 冷卻

對各身體能量的影響

緩和風能和火能；增加水能。

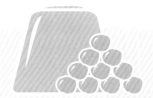

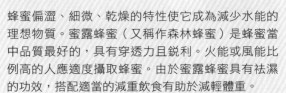

糖

片糖和沙卡拉糖是阿育吠陀料理中最常使用的兩種糖。片糖是將蔗糖糖漿濃縮、固化而成，含有許多植物性生物活性化合物，有塊狀和粉狀兩種形式。沙卡拉糖是一種小心淨化過的白糖，跟發熱的精製白糖相比，較為冷卻、輕盈、易消化。

好處

可以的話，請選擇陳年片糖，因為這比新鮮片糖（會增加水能，可能導致氣喘）容易消化。
沙卡拉糖只會稍微增加水能，並具有下列好處：

- 利尿
- 淨化血液
- 緩解灼熱感
- 止渴
- 對眼睛有益

特質

- 沉重　　• 濕潤　　• 冰冷

對各身體能量的影響

緩和風能和火能；增加水能。

蜂蜜

蜂蜜偏澀、細微、乾燥的特性使它成為減少水能的理想物質。蜜露蜂蜜（又稱作森林蜂蜜）是蜂蜜當中品質最好的，具有穿透力且銳利。火能或風能比例高的人應適度攝取蜂蜜。由於蜜露蜂蜜具有祛濕的功效，搭配適當的減重飲食有助於減輕體重。

好處

蜂蜜可以改善皮膚、骨頭、神經、眼睛、心臟和聲音，並有抗菌效果。此外，蜂蜜還有以下的特定用途：

- 治療咳嗽和喉嚨痛
- 治療燒傷（外用）
- 協助傷口癒合（外用）
- 作為許多草藥的媒介，以協助吸收、提升功效
- 一年以上的陳年蜂蜜可減少體脂肪（新鮮蜂蜜會增加體重）

特質

- 冷卻　　• 澀味　　• 細微　　• 乾燥

對各身體能量的影響

增加風能和火能；緩和水能。

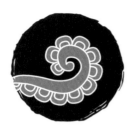

風能飲食

風能飲食適合所有需要緩和、減少風能的人，無論風能是不是他們體質中的支配身體能量之一。這種飲食具有滋補、形成組織、賦予力量與活力的功效。

認識風能飲食

如果風能是你的支配身體能量之一，而你的身體能量處於平衡狀態，你便不需要遵循特殊的風能飲食，只需要吃得均衡，讓飲食中包含所有六種味道。

風能吃什麼？

如果你需要遵循特殊的風能飲食（見右文），吃溫熱的食物會很有助益。溫熱、多湯汁、含有高品質油脂的餐點容易消化，可協助驅逐氣體。溫熱的一餐可支持消化之火，多湯汁且油潤的食物則能賦予力量、滋養感覺器官。

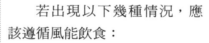

遵循風能飲食的時機

若出現以下幾種情況，應該遵循風能飲食：

- 風能升高。
- 你覺得體內的風能可能因為你的生活型態而升高，或者在你的體質中，風能比例占得很高。
- 乾燥、颮風、寒冷的天氣。
- 深秋和冬季。
- 位於會使風能加劇的地區時，如高山。
- 風能較高的老年時期。

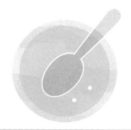

風能飲食的內容與方法

吃東西和烹煮食物的方式很重要。選擇跟涼爽、乾燥、不規律的風能特質和味道相反的食物。

這些是風能飲食最重要的面向：

- 特質：炙熱、液態、油潤、沉重。
- 味道：甜、酸、鹹。
- 三餐規律。
- 在平靜不匆忙的氛圍中用餐。
- 溫熱的熟食，湯品尤佳。
- 只喝熱飲。

> 「食物應在平靜、安靜的地方享用，
> 當下情緒不宜焦慮難過，過程保持沉默。」

—— 斯瓦米・悉瓦南達

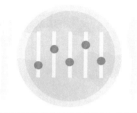	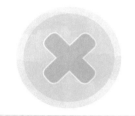	
調整三餐	**忌口**	**消化之火與風能**

調整三餐

　　跟其他身體能量相比，風能飲食應該增加下面這些味道、質地和特性的量：

- 甜味：碳水化合物。
- 液體：湯湯水水的食物以及醬汁。
- 油潤：乳製品、印度酥油和大部分植物油（見第75頁）。
- 添加鹹或甜的印度式蘸醬。

忌口

　　如果你在遵循風能飲食，應該減少或避免：

- 特質：冰冷、乾燥、輕盈。
- 味道：辣、苦、澀。
- 禁食：如果你的體質中有很多風能，禁食不應超過十六個小時；如果你的風能升高了，則應該完全不要禁食。
- 三餐不規律。
- 邊移動邊吃。
- 壓力大的時候吃東西。
- 生冷乾燥的食物，如沙拉。
- 冷飲。

消化之火與風能

　　風能升高會削弱消化之火。如果你在遵循風能飲食，自己好好照顧消化之火。遵照第 84–85 頁的基本方針，然後嘗試：

- 飯前吃一、兩片新鮮的薑，加上一撮岩鹽和檸檬汁。
- 吃飯時，搭配加了一撮鹽的凝乳或優格。

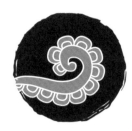

適合風能的食物

如果風能飲食對你來說是恰當的（見第 72–73 頁），請用這兩頁的資訊了解應該挑選和避免的食物有哪些。

平衡風能

右邊這張圓餅圖，顯示了風能飲食在一天三餐中不同食物類型應該占據的比例。圓餅圖外圍列出了緩和風能的理想食材。

 應該少吃或不吃的食物

要緩解風能，請少吃或不吃這些東西：

- **穀物**：小米、糙米、任何一種全穀穀物、玉米、大麥、蕎麥、燕麥麩、冰冷的穀物、膨發的穀物、裸麥薄脆餅、玉米片、米片、爆米香、玉米蛋糕、爆米花
- **蔬菜**：各種十字花科的蔬菜，如羽衣甘藍、球芽甘藍、大頭菜、綠花椰、白花椰
- **豆類**：鷹嘴豆、紅豆、白腰豆、黑豆
- **乳製品**：羊奶乳酪、水牛莫札瑞拉乳酪
- **堅果和種子**：苦杏
- **香料和香草**：辣椒、卡宴辣椒
- **飲料**：冰冷或含有咖啡因的飲料（咖啡、紅茶、綠茶）以及冷天喝水果或蔬菜汁
- **水果**：具有澀味的水果，像是梨子和不熟的香蕉

55%
穀物

穀物
小麥、白米、斯佩爾特小麥、藜麥、煮過的燕麥、無酵母麵包

其他食材

你可以使用香料、香草、增甜劑和鹽巴為餐點增添風味。新鮮水果不應該在正餐時間食用。飯前或吃飯時可以喝東西，但是飯後要等一小時再喝。

20%
蔬菜

蔬菜
茴香、小黃瓜、紅蘿蔔、南瓜、秋葵、歐防風、甜菜根、菠菜、蘆筍、地瓜、櫛瓜、香豌豆、煮過去皮的番茄*、朝鮮薊*

15%
油脂、乳製品、堅果和種子

油脂
印度酥油、椰子油以外的所有食用油

乳製品
含鹽的白脫牛乳、有鹽奶油、新鮮乳酪、加熱過的牛奶、莫札瑞拉乳酪、酸奶油、甜的鮮奶油、硬質乳酪*

10%
豆類

堅果和種子
用印度酥油炒過或泡水三小時並去皮的堅果。杏仁、核桃、榛果、南瓜籽、葵花籽、芝麻粒

豆類
綠豆、腰豆、豆漿、紅扁豆*、黃豆製品*

香料和香草

茴芹、羅勒、蒔蘿、茴香、薑、肉桂、小豆蔻、孜然、薑黃、月桂葉、丁香、鼠尾草、馬鬱蘭、迷迭香

鹽巴

鹹味可緩和風能。請選擇當地盛產的鹽或喜馬拉雅山岩鹽（粉紅色或白色）。

增甜劑

少量的生蔗糖、片糖、濃縮果汁、糖蜜、蜂蜜*

水果

甜或酸的水果，如葡萄、鳳梨、蘋果、酪梨、棗子、草莓、無花果、柳橙、奇異果、萊姆

飲料

果汁：蘋果、莓果、芒果、柳橙。加有岩鹽的檸檬汁。
茶：茴香、洋甘菊、香蜂草

* 打星號的食物少量攝取可緩和風能，但要適量。

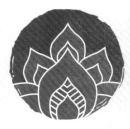

火能飲食

火能飲食適合所有需要緩和、減少火能的人，無論火能是不是他們體質中的支配身體能量之一。這種飲食可以淨化血液、減少體內的熱和酸。

認識火能飲食

如果火能是你的支配身體能量之一，而你的身體能量處於平衡狀態，你便不需要遵循特殊的火能飲食，只需要吃得均衡，讓飲食中包含所有六種味道。

火能吃什麼？

如果你需要遵循特殊的火能飲食（見右文），你應該吃大量的蔬菜、水果和碳水化合物以及不少的蛋白質，油脂不宜過多。健康的火能是三大身體能量當中唯一一個適合吃沙拉等生食的身體能量。

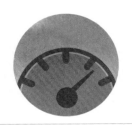

遵循火能飲食的時機

若出現以下幾種情況，應該遵循火能飲食：

- 火能升高。
- 你覺得體內的火能可能因為你的生活型態而升高，或者在你的體質中，火能比例占得很高。
- 夏季和早秋、悶熱的天氣（這時候火能很高）。
- 位於會使火能加劇的地區時，如熱帶地區。

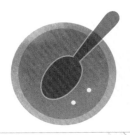

火能飲食的內容與方法

吃東西和烹煮食物的方式很重要。要緩和火能，請選擇跟炙熱、液態、輕盈的火能特質和味道相反的食物。然而，要小心不要吃太多冰冷和沉重的食物，否則會折損消化之火。這些是火能飲食最重要的面向：

- 特質：乾燥、溫和、溫熱或涼爽、稍微沉重。
- 味道：甜、苦、澀。
- 三餐規律。
- 在友善的氛圍中用餐。
- 大量蔬果。
- 一天四餐、每餐少量，或者一天三餐、午後吃甜味水果當點心。

「生氣的時候不要吃東西。休息一下，
讓腦袋冷靜下來再吃。」

——斯瓦米．悉瓦南達

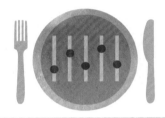

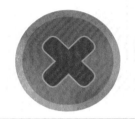

調整三餐

忌口

消化之火與火能

進行火能飲食時，你可以為三餐做一些簡單的改變，協助緩和火能。試著把這些東西加到平常吃的餐點：

- 印度酥油（適量）。
- 苦味性涼的新鮮香草，如香菜和薄荷。
- 小豆蔻適量（這雖然性涼，但具有辣味）。
- 性涼的玫瑰水。
- 性涼的椰奶或椰子油。

如果你在遵循火能飲食，應該減少或避免：

- 特質：炙熱、輕盈、油潤。味道：辣、鹹、酸。
- 油炸食物。
- 太燙的食物。
- 熱燙或辣味的茶。
- 憤怒或不悅時吃東西。
- 吃東西匆匆忙忙。
- 吃飯時談話激烈。
- 太多餐沒吃。

火能和消化之火雖然都具有火這個元素，但是這並不表示，火能升高消化之火就健康。事實通常是相反的。

如果你的火能出現擾動或升高的狀態，可以靠這些照顧消化之火：

- 苦味食物。
- 體能運動。
- 香草和香料：使用長辣椒（蓽拔）、丁香、小豆蔻和薄荷煮菜。

適合火能的食物

如果火能飲食對你來說是恰當的（見第76-77頁），請用這兩頁的資訊了解應該挑選和避免的食物有哪些。

平衡火能

　　右邊這張圓餅圖，顯示了火能飲食在一天三餐中不同食物類型應該占據的比例。圓餅圖外圍列出了緩和火能的理想食材。

50%
穀物

應該少吃或不吃的食物

要緩解火能，請少吃或不吃這些東西：
- **穀物**：裸麥
- **蔬菜**：白蘿蔔、海帶、辣椒、生番茄
- **乳製品**：優格、辣味硬質乳酪、戈貢佐拉乳酪、帕瑪森乳酪、克非爾發酵乳、酸奶油
- **油脂**：芝麻油、芥子油
- **堅果和種子**：腰果、花生、榛果、未去皮的杏仁、巴西果、松子、開心果、核桃
- **香料和香草**：辣椒、卡宴辣椒、芥末籽、黑胡椒
- **飲料**：柳橙汁、番茄汁、酒精、咖啡
- **增甜劑**：白糖、蜜露蜂蜜、巧克力
- **水果**：蔓越莓、草莓、大黃、紅醋栗、黑醋栗、酸櫻桃

＊打星號的食物少量攝取可緩和火能，但要適量。

穀物
莧籽、全穀穀物、印度香米、斯佩爾特小麥、大麥、燕麥、藜麥、小麥、小麥麩、玉米＊

其他食材

你可以使用香料、香草、增甜劑和鹽巴為餐點增添風味。新鮮水果不應該在正餐時間食用。飯前或吃飯時可以喝東西，但是飯後要等一小時再喝。

香料和香草

羅勒、咖哩葉、葫蘆巴、茴香、香菜、小豆蔻、孜然、薑黃、薄荷、辣薄荷、鼠尾草、長辣椒、玫瑰水

鹽巴

要緩和火能，應少吃鹹食。請選擇當地盛產的鹽或喜馬拉雅山岩鹽(粉紅色或白色)

增甜劑

少量的楓糖漿、生蔗糖、濃縮果汁、糖蜜、新鮮蜂蜜

水果

甜味性涼的水果，如紅葡萄、甜蘋果、杏桃、酪梨、香蕉、藍莓、梨子、棗子、無花果、李子、葡萄乾

飲料

果汁：蘋果、杏桃、梨子、蔬菜、芒果、石榴、甜櫻桃。茶：茴香、薔薇果、茉莉、甘草。奶：杏仁奶、米漿

25%
蔬菜

15%
豆類

10%
油脂、乳製品、堅果和種子

蔬菜
朝鮮薊、茄子（烤過並去皮）、葉菜類、白花椰、綠花椰、小黃瓜、大頭菜、各種十字花科、豌豆、紅蘿蔔、馬鈴薯、南瓜、秋葵、青椒、歐防風、甜菜根、沙拉、塊根芹菜的根、蘆筍、地瓜、煮過去皮去籽的番茄*

豆類
火能者可以吃所有的豆類，應將泡水充分煮熟的豆類搭配大量香料食用。可以試試：紅豆、鷹嘴豆、黃和紅扁豆、黃豆製品、綠豆、腰豆

油脂
印度酥油最佳，其他油類包括：椰子油、橄欖油、芥花油、亞麻仁油、葵花油

乳製品
白脫牛乳、無鹽奶油、新鮮乳酪、加水稀釋的牛奶、莫札瑞拉乳酪、甜的鮮奶油、無鹽軟質山羊乳酪、溫和軟質低脂乳酪

堅果和種子
椰子、泡水三小時並去皮的杏仁、葵花籽、椰奶、杏仁奶

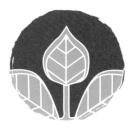

水能飲食

水能飲食適合所有需要緩和、減少水能的人，無論水能是不是他們體質中的支配身體能量之一。這種飲食可以減少多餘組織、疏通阻塞、刺激代謝。

認識水能飲食

如果水能是你的支配身體能量之一，而你的身體能量處於平衡狀態，你便不需要遵循特殊的水能飲食，只需要吃得均衡，讓飲食中包含所有六種味道。

水能吃什麼？

如果你需要遵循特殊的水能飲食（見右文），就應該吃得輕巧。吃的方式比吃的東西重要，任何沉重的物質吃少量就會變得輕巧，任何輕盈的物質吃多了也會變沉重。重點原則就是要禁食、吃少、少吃幾餐（見第86–87頁）。

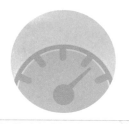

遵循水能飲食的時機

若出現以下幾種情況，應該遵循水能飲食：

- 水能升高。
- 你覺得體內的水能可能因為你的生活型態而升高，或者在你的體質中，水能比例占得很高。
- 春季。如果消化之火很弱，濕冷的季節也是（這時候水能很高）。
- 位於會使水能加劇的地區時，如冬季漫長、常常下雪或常常下雨又寒冷的地區。

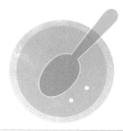

水能飲食的內容與方法

吃東西和烹煮食物的方式很重要。請選擇跟寒冷、油潤、沉重的水能特質和味道相反的食物。這些是水能飲食最重要的面向：

- 特質：炙熱、乾燥、輕盈。
- 味道：辣、苦、澀。
- 跟活潑良好的飯友一起吃規律溫熱的三餐。
- 禁食或者改成一天吃兩餐，不吃早餐或晚餐。
- 只喝熱飲，不要喝太多，一天最多喝一千五百毫升。

> 「簡單營養的食物、適度中庸和規律運動是獲得
> 健康和長壽的長久之計。」

—— 斯瓦米・悉瓦南達

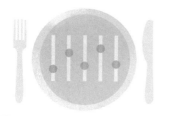 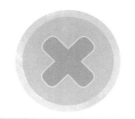 

調整三餐

如果你有水能體質，正在遵循水能飲食來減少水能，下面這些事將很有助益：

- 吃很多蔬菜。
- 飲食中增加豆類。
- 使用辣味的香料或混合香料烹煮食物，如薑、胡椒、少量的辣椒和白蘿蔔，以及辣味的印度式蘸醬。
- 乾燥食物。

忌口

如果你在遵循水能飲食，應該減少或避免：

- 所有沉重、寒冷以及油潤的食物。
- 冰涼沉重的飲料。
- 味道：甜、酸、鹹。
- 牛奶和乳製品。
- 飲食過量。
- 吃點心零食。
- 吃消夜。
- 一個人吃飯。

消化之火與水能

對水能者而言，溫熱的餐點可刺激消化之火、很美味，也能很快消化。要讓消化之火保持旺盛，請遵照第 84–85 頁的基本方針，同時嘗試：

- 苦味食物。
- 體能運動。
- 使用薑、黑胡椒、一點辣椒、大量苦味香料（如咖哩葉、薑黃和葫蘆巴的種子或葉子）做菜。

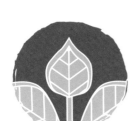

適合水能的食物

如果水能飲食對你來說是恰當的（見第 80–81 頁），請用這兩頁的資訊了解應該挑選和避免的食物有哪些。

平衡水能

　　右邊這張圓餅圖，顯示了水能飲食在一天三餐中不同食物類型應該占據的比例。圓餅圖外圍列出了緩和水能的理想食材。

45%
穀物

應該少吃或不吃的食物

要緩解水能，請少吃或不吃這些東西：

- **穀物**：精製麵粉、小麥
- **蔬菜**：酪梨、小黃瓜、南瓜、番茄、地瓜
- **豆類**：水能者可以吃所有的豆類，因為豆類都是澀的
- **乳製品**：沒有列在圖表的所有乳製品
- **堅果和種子**：沒有列在圖表的所有堅果和種子
- **鹽**：水能者應該少攝取鹽分
- **飲料**：冷飲。果汁應該加水稀釋
- **增甜劑**：白糖
- **水果**：酪梨、香蕉、棗子、新鮮的無花果、甜瓜、櫻桃、芒果、西瓜、葡萄

穀物
小米、玉米、蕎麥、糙米、裸麥、全麥、莧籽、大麥、藜麥、爆米香、玉米蛋糕、玉米片、爆米花、麩、白米＊、斯佩爾特小麥＊、燕麥片＊、玉米＊

其他食材

你可以使用香料、香草、增甜劑和鹽巴為餐點增添風味。新鮮水果不應該在正餐時間食用。飯前或吃飯時可以喝東西，但是飯後要等一小時再喝。

香料和香草

八角、葫蘆巴、卡宴辣椒、辣椒、巴西利、馬鬱蘭、肉豆蔻、芥末籽、香菜

鹽巴

鹽巴應適量使用。請選擇少量當地盛產的鹽或喜馬拉雅山岩鹽（粉紅色或白色）

增甜劑

少量的蜜露蜂蜜、楓糖漿*、果乾*、片糖*、蔗糖

水果

鳳梨、澀蘋果、葡萄柚、柳橙、藍莓、梨子、木瓜、榲桲、大黃、果乾*、草莓*、檸檬*

飲料

茶：薑、印度奶茶香料、綠茶、茴香、薔薇果、茉莉、洋甘菊、丁香

30%
蔬菜

蔬菜
朝鮮薊、茄子（烤過並去皮）、葉菜類（如菠菜）、四季豆、白花椰、綠花椰、羽衣甘藍、大蔥、秋葵、甜椒、辣椒、白蘿蔔、各種十字花科、豌豆、馬鈴薯、南瓜、歐防風、甜菜根、塊根芹菜的根、蘆筍

15%
豆類

豆類
應將泡水充分煮熟的豆類搭配大量香料食用。紅豆、豌豆、鷹嘴豆、黃和紅扁豆、綠豆、腰豆、豆漿*、黃豆*、豆腐*、麵筋*

10%
油脂、乳製品、堅果和種子

油脂
橄欖油、芥花油、芥子油（一天最多兩大匙）

乳製品
白脫牛乳、茅屋乳酪、脫脂羊奶*、無鹽香料山羊乳酪*

堅果和種子
南瓜籽*、葵花籽*、亞麻仁*

*打星號的食物少量攝取可緩和水能，但要適量。

支持消化之火

好的消化功能是健康的關鍵。如果你知道並能遵守讓消化之火保持旺盛的法則，就能夠健康快樂，享受良好免疫系統帶來的好處。

支持消化功能

消化之火需要適當的燃料，吃沉重的食物或吃太多食物就好比將潮濕的木頭或太多木頭放在火上，會讓火熄滅。如果消化之火很旺盛，在飯後會感到輕盈、獲得滋養、頭腦清晰，不會疲倦、沉重、飽脹或消化不良。

順序、順序！

沉重的食物比輕盈的食物難消化。請按照下面的順序吃下不同種類的食物（大致與六種味道的順序相呼應，見第 62 頁），以利消化。
- 先吃沉重、油潤、堅硬的食物。
- 再吃柔軟的食物。
- 最後吃輕盈和液態的食物。

優格、凝乳和乳酪

優格和凝乳不應該晚餐或晚上吃，因為這樣會造成阻塞。硬質乳酪也很沉重、油潤和冰冷，會產生類似的作用。

時間與季節

要支持消化之火，你應該聆聽一天不同時間與一年四季的自然節律，與這些節律和諧共處。
- 消化之火在中午和冬季最旺盛，這些時候要吃沉重一點的食物。
- 消化之火在早上、晚上、夏季、生病時和運動後較不活躍，這些時候要吃輕盈的餐點或禁食（見第 86 頁）。

改善消化

下列這些做法有於創造旺盛的消化之火：
- 固定時間吃飯。
- 餓的時候才吃東西。
- 三餐務必烹煮過、趁熱吃。
- 晚餐要吃得輕巧，不要太晚吃。
- 使用大量香料。
- 沉重、油潤、油炸、生冷的食物只能少量攝取，因為這些很難消化。
- 每週禁食一天（見第 86–87 頁）。
- 如果你在兩餐之間空腹超過八小時，請不要讓胃過度負荷，這會熄滅消化之火。
- 不要喝冰水，特別是在飯前、吃飯時或飯後。飲料不要加冰塊。

> 「生命的階段、膚色、力氣、健康、光澤、
> 生命精華和能量都是消化之火帶來的結果。」

——斯瓦米·悉瓦南達

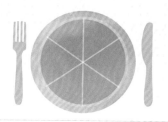

三餐指引

用餐的方式會影響消化，你應該慢慢吃、充分咀嚼，並盡量按照六種味道的順序（見第 62 頁）吃東西。

飯前

- 動一動：做些溫和的運動。
- 吃一、兩片新鮮的薑，加上一點檸檬汁和岩鹽，或者咀嚼幾顆茴香籽。
- 進行一些儀式，例如洗手、洗臉、表達感恩（不一定要說出口）。

飯後

- 咀嚼幾顆茴香籽。
- 可以的話散散步。

適合消化之火的飲品

要支持消化之火，可試試用以下的飲料取代冰水：

消化之火飲料

- 孜然粉 1 小匙
- 現磨黑胡椒 ½ 小匙（火能者可使用長辣椒）
- 薑粉 2–3 撮
- 岩鹽 1 撮

把 1 杯水倒進鍋中。倒入所有香料和鹽。把水煮沸，滾十分鐘。倒入杯中，飯前三十到四十五分鐘飲用。

阿育吠陀水

在不加蓋的鍋子裡把水煮開，滾二十分鐘。倒入保溫瓶，一天內慢慢飲用。這樣滾煮過的水最容易消化。

消化之火與生命精華

旺盛的消化之火有助於在體內創造生命精華（見第 26–27 頁）。消化之火很旺時，以下這些食物會增加生命精華：

- 牛奶：一天喝一杯，跟香料一起加熱，趁熱喝。
- 印度酥油：一天至多三小匙。
- 杏仁：一天吃三到四顆，烤過或泡水去皮的都可以。
- 全穀。
- 成熟甜味的水果。

下一頁會談到健康禁食

健康禁食

禁食是指不吃固體食物，以便排出累積的毒素、淨化身體系統。這是保持健康、啟動自我療癒的好方法。

禁食的好處

禁食可讓腸胃和消化器官好好休息，還能淨化和活化身體、疏通阻塞、舒緩消化之火，賦予能量。從生理上來說，你的身體會進行一次全面整頓。禁食可幫助你培養強大的意志力，使你更加專注，同時體驗到頭腦清晰的感受。

禁食方法

在禁食期間，請喝大量的熱開水、香草茶或清湯。在持續二十四小時以上的禁食期間，請勿做劇烈的心理或生理活動。如果感到噁心，可以喝加了一點檸檬汁的水。小心不要因為嘴饞就屈服或飲食過量，但是如果真的發生這些情況，最好的辦法就是再次禁食。

結束禁食

如果進行了長達一天以上的禁食，應該花上跟禁食一樣久的時間慢慢恢復正常。一開始先喝蔬菜湯、稀釋過的果汁或椰子水，一天三至四次，直到達到禁食時間的四分之一為止。接著，如果禁食時間長達三天以上，接下來幾天的飲食則以水果和煮熟的蔬菜為主。

16 小時

如果你的生活型態或體質不適合長時間禁食，這個容易達成的長度非常有益，尤其是經常進行的話。

先吃一頓輕食當午餐，然後不吃接下來的晚餐和早餐，這樣就大約有十六個小時沒有吃固體食物。

禁食的長度可以從十六個小時到數天不等。如果你想禁食超過兩三天，請向專家諮詢。

! 注意

禁食前請先諮詢醫生，特別是如果你有某種病症或者以前曾有過某種病症的話。風能升高、懷孕、正在哺乳或體重過輕者請勿禁食。

24 小時

在二十四小時的禁食期間，要喝熱水、消化之火熱飲（見第 85 頁，當水能增加或有毒素時可飲用）或熱的蔬菜清湯。如果禁食這麼長一段時間太難了，可以將兩到三種水果的果汁加水稀釋飲用，或喝一到兩杯新鮮的紅蘿蔔汁加一滴植物油。或者，你也可以試試二十四小時的水果禁食法。芒果以外的任何多汁水果都十分有益。不要吃香蕉或葡萄。

2–3 天

你可以自行禁食長達兩到三天，但是結束禁食一定要小心緩慢，在禁食時間到了之後逐步攝取輕盈多湯水的食物。

給風能的建議

風能升高者不應禁食。風能比例高但身體強健的人可以從十六個小時的禁食開始嘗試。

給火能的建議

火能比例高的人若身體健康，禁食會很有益，只是旺盛的代謝能力可能會使他們覺得禁食很不容易。

給水能的建議

禁食對體質中水能比例高的人最有幫助，他們應定期禁食，一週一次最為理想。

在家做菜

吃的東西和吃的方法都會為健康帶來深遠影響。心情正向快樂的廚師與令人平靜放鬆的環境，就跟正確的食物一樣重要。

日常作息

　　試著遵循本頁的指引，養成習慣根據季節、年齡和（如果有失衡現象的話）體質製作規律健康的三餐。

- 早餐應該充滿營養（在一天之始給予充足能量）但容易消化。溫熱的早餐最好。
- 午餐是主餐，應在早上十一點到下午兩點之間食用。如果沒有時間煮午餐，可以早上準備好，放在便當盒帶去工作。
- 晚餐應該輕盈、溫熱，早早食用。不要太晚吃或吃太沉墮的食物。

飲食簡單。多樣化很好，但是要適度。

廚房應保持乾淨，廚師應心情愉快。**保持正向、專注、不慌忙。**

慢慢來，坐著吃飯。

細細品嘗食物，慢慢咀嚼，消化作用從口中開始。

如果你不喜歡吃某樣東西，無論那有多健康，都會對你產生負面的效果。**請享受吃進去的食物。**

在祥和的氣氛下吃飯，不要有令人分心的事物在身邊，以便專注在食物上。可以的話保持沉默，若要說話，**請讓對話輕鬆愉快。**

力大或憤怒時，**深吸口氣冷靜下來或等一下再吃東西。**

不要吃或喝太熱或太冷的東西，飲料絕不加冰塊。

可以的話，請自己下廚，或請愛你的人為你下廚。**廚師的情緒會進到食物裡。**

購買新鮮有機未加工的食物。

吃得適量。飲食過量會消滅消化之火，產生毒素。**吃是為了活著，活著不是為了吃。別忘了，食物是藥。**

如何使用食譜？

在接下來數頁，你會找到許多早餐、午餐、晚餐和甜點的營養食譜，幫助你慢慢將飲食習慣調整成健康又符合自身狀況。如果想遵循六種味道的順序（見第 62 頁），要先吃穀物，最後再吃蔬菜。由於沙拉很難消化，需要旺盛的消化之火，沙拉應該放在一餐的最開頭食用。有些早餐食譜或許適合當作午餐，有些午餐或許適合當作晚餐，關鍵在於隨時調整餐點分量，讓早餐和晚餐保持輕盈。

根據身體能量調整食譜

這裡的許多食譜都有提供不同的食材選擇，你可以選擇適合你所依循的飲食方針的身體能量版本。關於什麼時候應該依循某種飲食方針來緩和特定身體能量，請見第 72–73 頁（風能）、76–77 頁（火能）或 80–81 頁（水能）。要判斷自己的身體能量有沒有失衡，請見第 48–49 頁。如果你要做菜給好幾個人吃，請選擇三種身體能量都適合的食譜，或是像蔬菜煎餅（見第 109 頁）那樣可以提供不同口味來緩和不同身體能量的食譜。

選擇食材

食材應該選擇在當地的超市或健康食品店就能買得到的，可以的話盡量在當地找食材。除非另外註明，否則乳品一律選擇全脂的，牛奶、羊奶、米漿或豆漿都可以。

設備與保存

除了湯品和蘸醬會需要用到食物調理機或手持攪拌棒之外，製作這些食譜都不用特殊的設備。如果你沒有傳統的炒鍋，可以使用厚底的平底鍋。食物應該要新鮮食用，不要囤放或冷凍。

早餐

香料炒米粉

這道香料滿滿的炒米粉會讓你在一天的開始就充滿豐富的風味，適合任何阿育吠陀飲食法。如果買不到咖哩葉，可改用新鮮香菜，兩種都能緩和火能和水能。

食材

米粉　200克

植物油或印度酥油　4大匙

黑芥末籽　1小匙

孜然籽　2小匙

薑去皮磨泥　2小匙

綠色辣椒切末　1/4小匙或辣椒粉1撮

咖哩葉　12片（可省略）

堅果或種子　4大匙，根據身體能量挑選
- **風能**：腰果
- **火能和水能**：南瓜籽

椰子粉或新鮮椰肉刨絲　4大匙
- **水能** 不使用這一項

薑黃粉　1小匙

鹽　2小匙或試口味調整

豌豆或切丁的四季豆或荷蘭豆200克

紅椒去籽切丁　1個

檸檬汁　2大匙

香菜葉切末　4大匙。裝飾用

1 將米粉放入厚底鍋，倒入足以完全覆蓋米粉的滾水，蓋上鍋蓋，沸煮三到五分鐘至米粉軟，瀝乾。如果米粉很長，請大略用剪刀剪短。靜置一旁放涼。

2 將油倒入不沾鍋或大炒鍋加熱，油熱之後放入芥末籽，等待芥末籽爆開後，加入孜然、薑、辣椒、咖哩葉（若有使用的話）和腰果或南瓜籽，拌炒兩到三分鐘，直到堅果開始變成褐色。

3 放入椰子（若有使用的話）拌炒一分鐘，加入薑黃、鹽和各樣蔬菜。倒點水進去，蓋上鍋蓋，中火沸煮約十分鐘，讓蔬菜接近軟化。

4 放入煮好的米粉，小火拌炒三分鐘，離火。淋上檸檬汁，盛到盤子上。撒上香菜，趁熱食用。

風味

用一點油拌炒香料，可增添香氣並協助釋放其有效成分。

早餐

穀物粥

這道早餐結合牛奶和全穀穀物，可增加生命精華。此外，這對消化有幫助，並能讓你感到飽足數個小時，遏止午餐前吃零食的慾望。

食材

穀物 **200克**，洗過，根據身體能量挑選
- **風能**：莧籽或藜麥
- **火能**：大麥、莧籽或藜麥
- **水能**：小米、大麥或藜麥

葡萄乾 **4大匙**

葵花籽 **4大匙**

小豆蔻粉 **1小匙**

增甜劑 **4大匙或試口味調整**，根據身體能量挑選
- **風能和火能**：德麥拉拉蔗糖、龍舌蘭糖漿或米糖漿
- **水能**：生蜂蜜或濃縮蘋果汁

牛奶 **400毫升**，根據身體能量挑選
- **風能和火能**：全脂牛奶
- **水能**：脫脂牛奶

1 將穀物放入厚底鍋，倒入800毫升的冷水（使用莧籽的話，只要400毫升的水），煮滾。轉小火滾煮十五分鐘（莧籽）、二十五分鐘（藜麥）或四十五分鐘（大麥或小米），烹煮過程偶爾攪拌，若有需要，大麥可視情況多加點水。

2 放入葡萄乾、種子、小豆蔻，續煮兩分鐘。

3 把粥分成四碗，加入增甜劑，最後每碗加入100毫升的牛奶。

蜂蜜

如果是使用蜂蜜，請等粥變涼一點再倒入。根據阿育吠陀經典，蜂蜜加熱超過40℃會產生毒素。

早餐　　　　　　　　　　　　12個 ｜ 備料：5分鐘 ｜ 烹煮：15分鐘

全穀鬆餅

這些膨鬆的全穀鬆餅既吃得飽又很好做。這份食譜使用泡打粉加上氣泡水和牛奶作為膨鬆劑，因此這道早餐很符合悅性飲食。

食材

麵粉　360克，根據身體能量挑選
- **風能或火能**：斯佩爾特小麥或全麥麵粉
- **水能**：蕎麥麵粉270克加上在來米粉90克

泡打粉　4小匙

鹽　1撮或試口味調整

牛奶　300毫升，或足以調成濃稠麵糊的量

氣泡水　300毫升，或足以調成濃稠麵糊的量

融化的印度酥油或植物油　4大匙

配料

根據身體能量挑選配料，分量隨喜
- **風能**：楓糖漿或龍舌蘭糖漿、烤過的腰果或去皮的杏仁
- **火能**：楓糖漿或龍舌蘭糖漿、烤過的葵花籽或南瓜籽
- **水能**：生蜂蜜或蘋果汁、烤過的葵花籽或南瓜籽

1 烤箱預熱130℃。麵粉跟泡打粉和鹽混合。慢慢加入剛剛好的牛奶和氣泡水，形成濃稠的麵糊。水能版本可能需要全部加入，風能和火能版本可能只需要300毫升。使用打蛋器輕輕混拌，使鬆餅保持膨鬆。麵糊有點結塊沒關係。

2 將其中一點油倒入不沾鍋。倒一匙麵糊測試油溫，麵糊應該要嗞嗞作響但不燒焦，過一到兩分鐘後會出現泡泡。

3 倒一小勺麵糊到鍋中，風能和火能者應做成美式鬆餅，水能者應做成薄薄的可麗餅樣式。邊緣淋一點油。煎到表面出現泡泡或邊緣變硬（約兩分鐘），接著翻面，淋一些油，續煎九十秒。

4 將煎好的鬆餅放在烘焙紙上，在煎完剩下的麵糊前先放進溫熱的烤箱。視情況多倒一些油到鍋中。淋上、撒上配料食用。

稠度

濃稠的鬆餅可緩和風能；稠度適中的鬆餅則能緩和火能。要緩和水能，請吃一半的量就好，或者把麵糊攤得薄薄的，做成可麗餅食用。

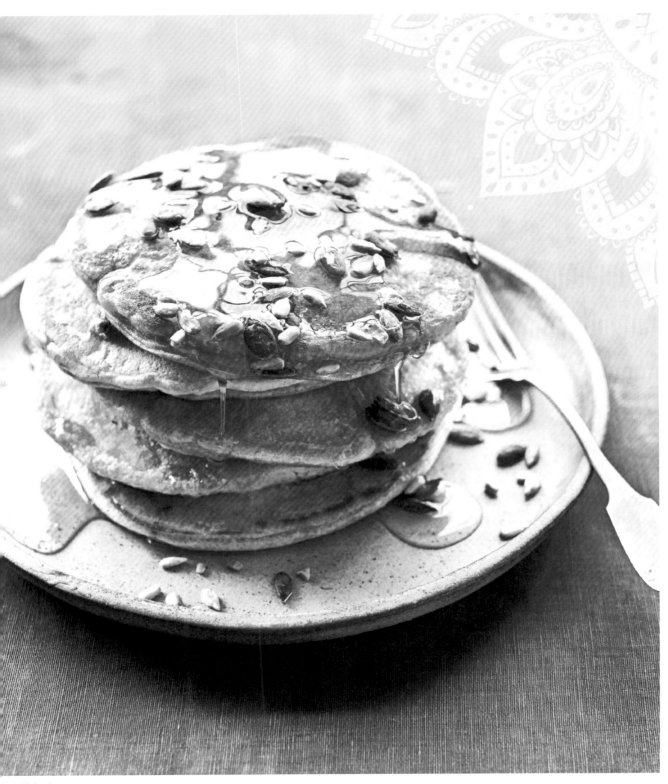

▲ 火能版本。

早餐

早餐抹醬

把這些抹醬塗在全穀吐司上，就能輕鬆做出可以緩和特定身體能量的早餐。
請選一款最適合你的抹醬。

4人份 | 備料：15分鐘

風能抹醬

這款抹醬的甜味蔬菜和印度酥油可緩和風能。對遵循風能飲食的人來說，溫熱的食物很有益，所以請抹在溫熱的吐司或鬆餅上食用，搭配一杯熱香草茶。

1 所有食材放進碗裡輕輕拌勻，或使用食物調理機打到好抹的狀態。

食材

甜菜根　3顆，削皮刨絲

酪梨　1大顆，壓泥

印度酥油、橄欖油或芝麻油　4小匙

腰果切碎　2大匙

檸檬汁　3大匙或試口味調整

羅勒切碎　4大匙

鹽　1小匙或試口味調整

現磨黑胡椒　1撮

4人份 | 備料：15分鐘

火能抹醬

小黃瓜和椰子具有冷卻功效，芝麻菜具有苦味和冷卻功效，因此三種食材都能緩和火能。請將吐司放涼後再食用。

1 所有食材放進碗裡輕輕拌勻，或使用食物調理機打到好抹的狀態。

食材

小黃瓜　1根，削皮去籽刨絲，擠出水分

芝麻菜　35克，切末

酪梨　1大顆，壓泥

印度酥油或椰子油　4小匙

葵花籽壓碎或新鮮椰子絲　2大匙

檸檬汁　3大匙或試口味調整

薄荷切末　2大匙（可省略）

鹽　1小匙或試口味調整

食材

芝麻菜　70克，切末

西洋芹　2根，切末

酪梨　1大顆，壓泥

印度酥油或亞麻仁油　2小匙

南瓜籽壓碎　2大匙

現磨黑胡椒　½小匙

辣椒粉　1撮

檸檬汁　3大匙或試口味調整

鹽　1小匙或試口味調整

4人份 | 備料：**15分鐘**

水能抹醬

這款抹醬的苦味沙拉生菜和一點辣味香料可緩和水能。
請選擇無酵母吐司塗抹，熱熱地吃。

1 所有食材放進碗裡輕輕拌勻，或使用食物調理機打
到好抹的狀態。

食材

洗淨去籽的蜜李乾　100克

洗淨去頭的無花果乾　4顆

洗淨去籽的椰棗乾　8顆

肉桂粉　1小匙

4人份 | 備料：**15分鐘，外加泡水時間**

三身體能量抹醬

這款不用烹煮的蜜李抹醬是滿足嗜甜者的健康方式，對
三種身體能量都很好，但是水能者應適量攝取即可。

1 將果乾和300毫升的水倒入碗中，浸泡一晚。

2 瀝乾果乾，跟肉桂粉和一半浸泡水一起放進食物調
理機，打成滑順的糊狀；你也可以使用手持攪拌
棒。這款抹醬可冷藏保存一星期。

午餐

6－8人份 | 備料：**20分鐘** | 烹煮：**45－60分鐘**

地中海焗烤蔬菜佐鮮脆沙拉

這道焗烤料理可滋養體質中風能比例高的人；生菜沙拉對火能比例高的人很好；水能比例高的人只要減少乳酪的分量，也能享用這道美食。

主菜

食材

硬實的熟番茄　**4顆**

橄欖油　**2大匙**

中型馬鈴薯　**12顆**，削皮切片

紅蘿蔔　**4根**，削皮切條狀

球莖茴香　**4顆**，切厚片

葉用甜菜　**1把**，切塊

瑞可他乳酪　**500克**
- **水能**：**200克**

牛奶　**250毫升**

鹽　**3小匙**或試口味調整

現磨黑胡椒　**¾小匙**

肉豆蔻粉　**1½小匙**

新鮮迷迭香切末　**3大匙**

新鮮鼠尾草切末　**3大匙**

莫札瑞拉乳酪　**300克**，切薄片

松子　**4小匙**

黑橄欖去籽　**8顆**，裝飾用

羅勒　**½把**，裝飾用

主菜

焗烤蔬菜

1 烤箱預熱200℃。番茄放入滾水浸泡兩分鐘，撕下外皮，切薄片。

2 把油抹在大烤盤上，將馬鈴薯切片排在底部，接著排上紅蘿蔔條，然後依序擺放茴香和甜菜。烤盤靜置一旁。

3 使用打蛋器將瑞可他乳酪和牛奶打成滑順白醬，拌入鹽、胡椒、肉豆蔻、迷迭香和鼠尾草。把醬汁倒入烤盤，最上面擺放番茄片和莫札瑞拉。

4 用鋁箔紙包住烤盤，進烤箱烘烤四十五到六十分鐘或至熟透為止。剩下十分鐘時，掀開鋁箔紙，撒上松子。松子和乳酪變褐色後，把烤盤拿出烤箱，用黑橄欖和羅勒葉裝飾。

加上沙拉

沙拉和生食在夏天對火能特別有益。如果你是希望緩和升高的風能和水能，沙拉應適量或省略。

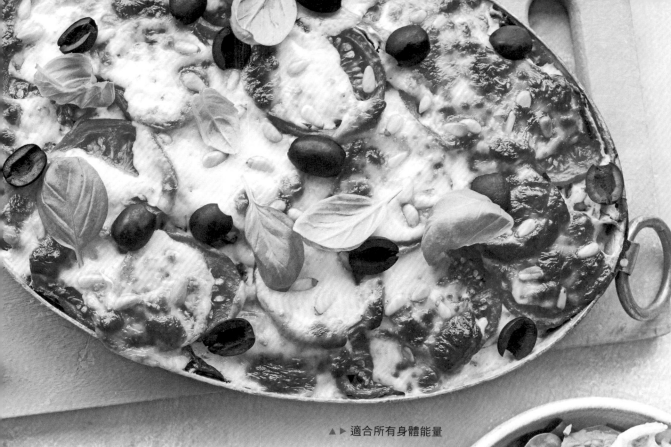

▲ ▶ 適合所有身體能量

佐菜

鮮脆沙拉佐葵花檸檬淋醬

食材

葵花籽	4大匙
檸檬汁	4大匙
鹽	½小匙 或試口味調整
現磨黑胡椒	1撮
各式生菜	1碗，洗過

1 將葵花籽、檸檬汁、鹽、胡椒和60毫升的水混合成滑順的醬汁，必要時可多加點水。靜置一旁。

2 把生菜放在碗中，淋上醬汁。

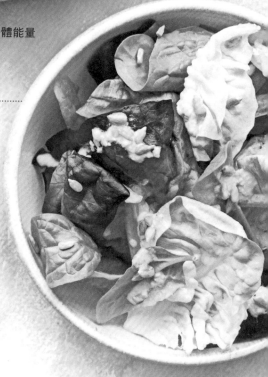

午餐

4人份 | 備料：15分鐘 | 烹煮：40分鐘

烤孜然馬鈴薯佐櫛瓜和豆泥

這道充滿營養的菜餚佐以豆泥，是在飲食中根據身體能量來添加豆類的另一種方式。豆泥搭配全穀吐司一起吃，也可以變成一頓輕食。

食材

植物油　4大匙

鹽　2小匙或試口味調整

辣椒粉　1撮

中型櫛瓜　4條，清洗、去頭、縱切對半

茴香籽　2小匙，壓碎

孜然粉　2小匙

中型馬鈴薯　12顆，刷洗、縱切對半

主菜

烤孜然馬鈴薯佐櫛瓜

1　烤箱預熱200℃。將油跟鹽和辣椒混合，一半塗抹在櫛瓜上。壓碎的茴香籽灑在櫛瓜上。

2　將孜然粉跟剩下的油拌在一起，塗抹在馬鈴薯上。

3　將馬鈴薯和櫛瓜放在兩個不同的烤盤。馬鈴薯先放進烤箱烘烤十分鐘左右，再放入櫛瓜續烤三十分鐘，或至馬鈴薯和櫛瓜都烤軟為止。跟豆泥一起食用。

沾來吃

你可以把馬鈴薯和櫛瓜切成洋芋片的樣子，放進烤箱烘烤，烤好後沾豆泥食用。

佐菜

豆泥

食材

沖洗過的豆類　**160克**，根據身體能量挑選
- **風能**：綠豆仁
- **火能和水能**：乾燥鷹嘴豆，事先浸泡一晚

堅果醬　**3大匙**，根據身體能量挑選
- **風能**：中東芝麻醬
- **火能**：杏仁醬或兩倍的橄欖油
- **水能**：中東芝麻醬2大匙

橄欖油　**4大匙**
- **水能**：2大匙

辣椒粉　**1撮**
- **水能**：2撮

鹽　**1小匙**或試口味調整

檸檬汁　**4大匙**或試口味調整

紅椒粉　**1小匙**

羅勒或香菜切末　**4大匙**，裝飾用

黑橄欖去籽　**8顆**，裝飾用

1 將綠豆仁或鷹嘴豆放入一鍋水；鷹嘴豆需要不少水，綠豆仁只需要多兩公分高度的水。把水煮開。轉小火，把豆子煮軟（綠豆仁約三十分鐘，鷹嘴豆約九十分鐘）。煮綠豆仁的時候，必要時可視情況添加熱水。瀝乾，保留一些煮豆子的水。

2 將豆子、堅果醬、油、辣椒、鹽、檸檬汁和保留的水打成滑順的泥狀。

3 把豆泥倒入碗中，撒上紅椒粉、香草和黑橄欖。

綠豆

如果是風能版本，不需要使用果汁機，因為綠豆在烹煮的過程中就會破裂，只要把所有食材用打蛋器攪拌在一起即可，必要時可加一點水。

午餐

米豆粥佐優格醬

米豆粥搭配清新的優格醬，是悅性飲食的經典菜色。先製作優格醬（可以提早做好）然後靜置一旁。米豆粥在烹煮過程中會膨脹，所以鍋子一定要夠大。

食材

沖洗過的米　160克，根據身體能量挑選
- **風能**：白色印度香米
- **火能**：褐色印度香米
- **水能**：糙米，事先浸泡一晚

沖洗過的綠豆仁　80克

薑黃粉　2小匙

小豆蔻莢　8根

黑胡椒粒　½小匙

肉桂棒　1根（或肉桂粉½小匙）

洗過切塊的蔬菜　400克，根據身體能量挑選
- **風能**：等量的削皮紅蘿蔔、櫛瓜和茴香
- **火能**：等量的白花椰、菠菜和地瓜
- **水能**：等量的綠花椰、紅蘿蔔和葉用甜菜

鹽　2小匙或試口味調整

橄欖油或印度酥油　2大匙

孜然籽　2小匙

薑去皮磨泥　4小匙

咖哩粉（無蒜）　2小匙

檸檬汁　2大匙

香菜葉　2大匙，裝飾用

主菜

米豆粥

1 把米和綠豆仁倒入一個大的厚底鍋，放入薑黃、小豆蔻、胡椒粒、肉桂和900毫升的冷水。蓋上鍋蓋煮開，轉小火沸煮十分鐘。

2 放入切塊的蔬菜和鹽，蓋上鍋蓋，沸煮十分鐘至軟化。如果使用菠菜、綠花椰或葉用甜菜，最後兩到五分鐘再加進去即可。

3 在小鍋子裡熱油，把孜然籽煎成金褐色，接著放入薑，隔幾秒後再放入咖哩粉。離火，把香料拌入米豆粥。

4 淋上檸檬汁，撒上香菜末，跟優格醬一起食用。

▶ 火能加水能版本

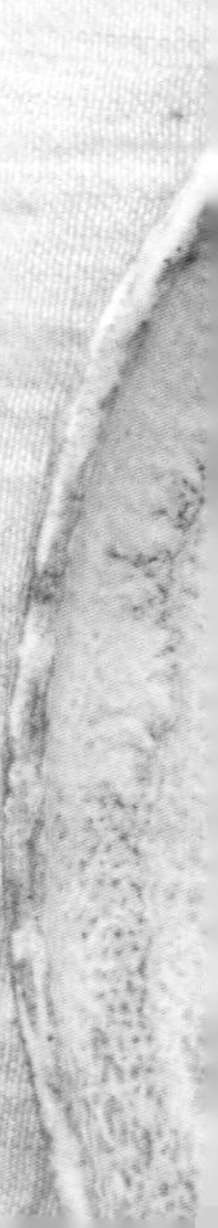

口感

傳統上，米豆粥是適合所有體質的滑順菜餚。圖中，我們示範了火能加水能的版本，有大量蔬菜可緩和水能，煮得粒粒分明的米飯和豆子則適合火能旺盛的消化之火。

佐菜

優格醬

食材

孜然籽　2小匙

小黃瓜　1根，約200克，削皮刨絲

優格　250克，根據身體能量挑選
- **風能和火能：全脂**
- **水能：低脂**

鹽　1小匙或試口味調整

香菜葉切末　4大匙

1 中火乾炒孜然籽，直到散發香氣、顏色轉深。使用研杵和研缽或電動咖啡研磨機磨成粉。

2 混合小黃瓜絲、優格、鹽和孜然粉，撒上香菜。

▶ 優格醬適合所有身體能量，特別是火能。

小黃瓜

將小黃瓜絲刨到廚房紙巾上，這樣可以吸收多餘水分，不會讓優格醬太稀。

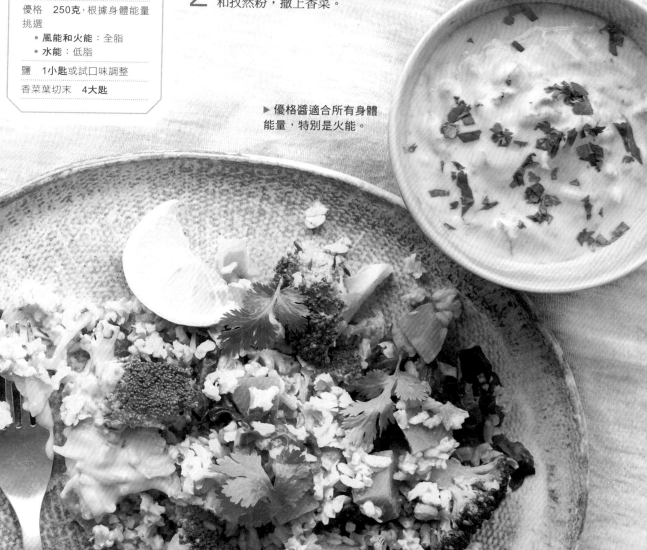

午餐

4人份 | 備料：10分鐘 | 烹煮：45－90分鐘

簡易咖哩豆佐穀物和杏仁時蔬

穀物、蔬菜、豆類和脂肪是身體所需的四大核心食物。一道簡單的豆子搭配穀物和時蔬，就是阿育吠陀料理中最受歡迎的午餐，包含所有這幾種食物。

食材

沖洗過的豆類　160克，根據身體能量挑選
- **風能**：綠豆仁、未脫皮剖半綠豆或紅扁豆
- **火能**：剖半鷹嘴豆、整顆綠豆或乾燥綠扁豆，浸泡一晚後瀝乾
- **水能**：乾燥鷹嘴豆、剖半樹豆或紅豆，浸泡一晚後瀝乾

薑黃粉　1小匙

菠菜或葉用甜菜的綠色部分　200克，洗乾淨撕大塊

鹽　1小匙或試口味調整

檸檬汁　3小匙

香菜葉切末　4小匙

穀物的部分

穀物　200克，根據身體能量挑選
- **風能**：布格麥、藜麥或白色印度香米
- **火能**：大麥、褐色印度香米或布格麥
- **水能**：大麥、糙米或蕎麥

鹽　½小匙

咖哩醬的部分

植物油或印度酥油　4小匙

孜然籽　1小匙

薑去皮切末　3小匙

綠色辣椒　⅛根
或辣椒粉　1撮

孜然粉　1小匙

香菜粉　1小匙

咖哩粉（無蒜）或瑪薩拉印度綜合香料粉　2小匙

薑黃粉　1小匙

主菜

簡易咖哩豆佐穀物

1 把豆子跟700毫升的水和薑黃一起倒入大型湯鍋，煮沸。用漏勺撈掉形成的浮沫，轉小火，蓋上鍋蓋。風能的豆子大約要煮三十分鐘；火能六十分鐘；水能七十五分鐘。視情況斟酌加熱水。豆子變軟後，放入葉菜類和鹽，續煮十分鐘，離火。

2 把穀物跟460毫升的水（糙米需要700毫升）和鹽一起倒入中型湯鍋，蓋上鍋蓋，煮沸。轉小火煮到熟，中途不要攪拌或掀蓋。白色印度香米、藜麥或布格麥大約要煮二十分鐘；褐色印度香米和大麥三十分鐘；糙米和蕎麥六十分鐘。瀝乾。

3 咖哩醬的部分，將油倒入小炒鍋加熱，放入孜然籽、薑和辣椒。幾秒鐘後，放入孜然粉、香菜粉、咖哩粉和薑黃粉，短暫加熱。香料一有香氣便離火，拌入三大匙的水。鍋子的熱度會使水分蒸發，留下糊狀的咖哩醬。

4 將咖哩醬跟豆子拌勻，淋上檸檬汁，撒上香菜末。豆子跟穀物和杏仁時蔬一起食用。

佐菜

杏仁時蔬

食材

蔬菜　800克，洗過削皮切丁，根據身體能量挑選
- **風能**：甜菜根、歐防風和地瓜
- **火能**：綠花椰、紅蘿蔔和四季豆
- **水能**：高麗菜、白花椰和四季豆

薑黃粉　2小匙

杏仁粉　8大匙

植物油　4大匙

孜然粉　2小匙

咖哩葉　8片（可省略）

鹽　1小匙或試口味調整

現磨黑胡椒　½小匙

檸檬汁　2小匙

1 把蔬菜跟250毫升的水和薑黃一起倒入鍋中，煮開，轉小火，沸煮十分鐘左右至蔬菜變軟。

2 拌入杏仁粉、油、孜然、咖哩葉（若有使用的話）、鹽和胡椒，續煮兩分鐘，視情況加熱水。離火，淋上檸檬汁。

淨化

澱粉含量低的蔬菜具有淨化功效，可減少多餘的組織，緩和水能。

午餐

4人份｜備料：15分鐘｜烹煮：15－20分鐘

炒蔬菜佐芝麻麵

小心，不要把這道清脆的蔬菜料理煮過頭了。軟化的蔬菜對以風能和水能為支配身體能量的人來說很有益，生硬的蔬菜則對以火能為支配身體能量的人有幫助（他們可能也比較喜歡）。

食材

板豆腐　250克，切塊

醬油　6大匙或試口味調整

孜然粉　2小匙

辣椒粉　2撮

薑粉　1小匙

植物油　6大匙

薑去皮磨泥　4大匙

現磨黑胡椒　½小匙

肉豆蔻粉　1小匙

肉桂粉　1小匙

蔬菜　800克，洗淨切薄，根據身體能量挑選
- **風能**：等量的櫛瓜、葉用甜菜和紅蘿蔔
- **火能**：等量的高麗菜、菠菜和紅椒
- **水能**：等量的青江菜（切成四塊，不切薄片）、豆芽菜（維持完整）和甜椒

香茅　1根，縱切剖半
或是檸檬皮末　2小匙

芝麻油　4小匙（可省略）

羅勒切絲　4大匙，食用前添加

主菜

炒蔬菜

1　使用2大匙醬油、1小匙孜然、1撮辣椒粉和所有薑粉醃漬板豆腐至少十分鐘。

2　鍋中加熱4大匙的油，放入2大匙薑泥爆香三十秒。放入黑胡椒、肉豆蔻、肉桂以及剩下的孜然和辣椒。馬上接著放入蔬菜（若有使用豆芽菜的話先不放入）以及剩下的醬油、一點水和香茅（若有使用的話）。

3　根據不同的身體能量將蔬菜炒到不同的程度：風能的蔬菜應充分煮熟；火能微微帶生味；水能清脆或生硬（約十二分鐘）。若有使用豆芽菜，請在最後兩分鐘加進去。離火，放入剩餘的薑泥。若有使用檸檬皮末，也請在這時候加。

4　把剩下的油倒入不沾鍋加熱，以中火煎豆腐（連同醃漬醬汁）直到變得金黃酥脆。加進煮好的蔬菜。

5　若有需要，可試試味道，多加一點醬油。淋上經過烘炒工序的芝麻油（若有使用的話；以水能為支配身體能量者不要加），食用前撒上羅勒絲。

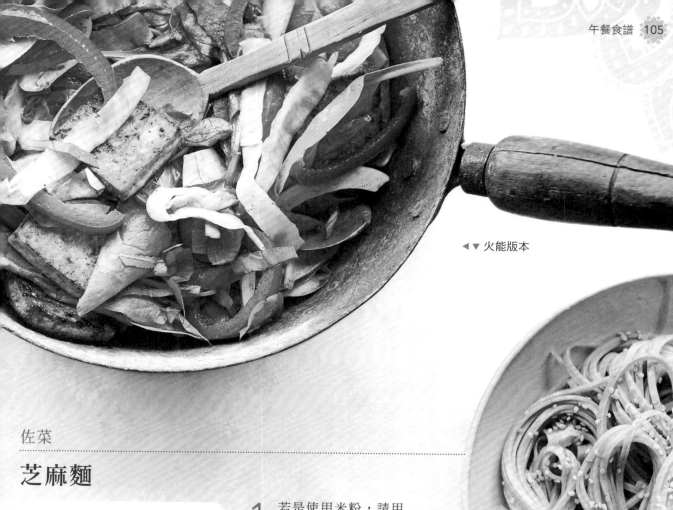

◀▼ 火能版本

佐菜

芝麻麵

食材

無蛋麵條　200克，根據身體能量挑選
- 風能：米粉
- 火能：全麥麵條
- 水能：蕎麥麵條

鹽　2小匙或試口味調整

芝麻粒　4大匙

植物油　2大匙（可省略）

1 若是使用米粉，請用滾水蓋過，泡三分鐘，然後瀝乾；若是使用全麥麵條，放入加鹽的水中滾煮十分鐘，直到麵條還有一點嚼勁，然後瀝乾；若是使用蕎麥麵條，放入加鹽的水中滾煮五分鐘，瀝乾，然後用冷水沖涼。淋上植物油（若有使用的話）。

2 中火乾炒芝麻粒，直到散發香氣、顏色轉深。灑在麵條上，混拌均勻，即可開動。

晚餐

4人份 ｜ 備料：**20分鐘** ｜ 烹煮：**20分鐘**

馬鈴薯葫蘆巴葉佐芒果蘸醬

這道跟葫蘆巴葉一起烹煮的馬鈴薯料理是適合所有身體能量的輕食晚餐，也可以用來搭配咖哩或豆類當作午餐。這道菜包含六種味道當中的五種（只缺澀味），因此是面面俱到的阿育吠陀餐點。

食材

印度酥油或植物油　**4大匙**

中型馬鈴薯　**12顆**，削皮切塊

薑黃粉　**2小匙**

鹽　**2小匙**或試口味調整

辣椒粉　**1撮**

乾燥葫蘆巴葉　**8大匙**，泡在水中五分鐘，或是香菜葉切末

檸檬汁　**4大匙**

蘸醬的部分

熟芒果　**1顆**，去皮去核切丁

辣椒粉　**1撮**

鹽　**½小匙**或試口味調整

檸檬汁　**4小匙**

龍舌蘭糖漿　**2小匙**

印度酥油或植物油　**2小匙**

黑芥末籽　**1小匙**

1 先製作蘸醬。用食物調理機或手持攪拌棒將芒果、辣椒粉、鹽、檸檬汁、龍舌蘭糖漿和一點水打成泥。

2 在小鍋子裡以中火熱油，放入黑芥末籽，炒到爆開。離火，加進芒果泥中，靜置一旁。

3 接著製作馬鈴薯葫蘆巴葉。在厚底鍋裡熱油。油熱之後放入馬鈴薯、薑黃、鹽、辣椒粉，拌炒數分鐘。

4 放入葫蘆巴葉（若有使用的話）和一些泡葉子的水。蓋上鍋蓋，小火煮二十分鐘，或至馬鈴薯熟透。如果你是使用新鮮的香菜葉，則在馬鈴薯煮好後加入。

5 離火，淋上檸檬汁，倒入餐盤。配上一坨芒果蘸醬趁熱食用。蘸醬可冷藏保存三天。

晚餐

4人份 | 備料：10分鐘 | 烹煮：15分鐘

綿密南瓜濃湯

這道湯品製作快速、美味可口，而且輕盈、好消化又適合所有身體能量，是完美的六點鐘晚餐。睡覺前，它就會被完全消化，不影響睡眠。

食材

印度酥油　4大匙
　● 水能：橄欖油或菜籽油

胡桃南瓜　1大顆，削皮去籽切塊

中型馬鈴薯　4顆，削皮切塊

肉豆蔻磨粉　1小匙

鹽　2小匙或試口味調整

現磨黑胡椒　½小匙

蒔蘿切末　4大匙

檸檬汁　2大匙

1 在大鍋子裡熱油，放入南瓜和馬鈴薯，拌炒幾分鐘。

2 用冷水蓋過，加入肉豆蔻、鹽和胡椒，煮滾。蓋上鍋蓋，小火沸煮十到十五分鐘至蔬菜變軟。

3 使用食物調理機或手持攪拌棒將大部分的蔬菜打成泥，變成綿密的濃湯，只保留一些蔬菜塊。食用前拌入蒔蘿和檸檬汁。

顏色

蒔蘿最後再拌入，不跟其他食材一起打成泥，才不會破壞這道湯品鮮豔的色彩。

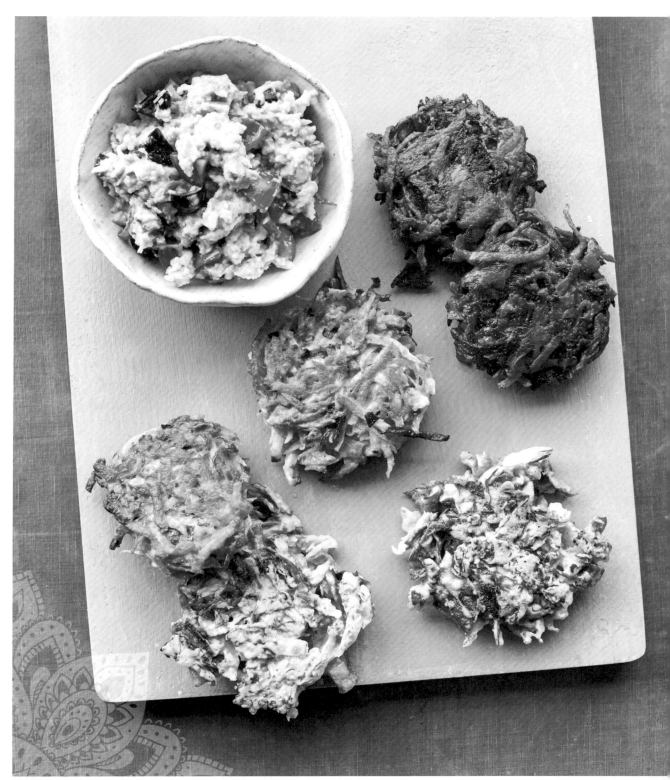

▲ 火能（中）、水能（下）和風能（右上）版本的煎餅與酪梨蘸醬（上）

晚餐

10塊 │ 備料：10分鐘 │ 烹煮：15－20分鐘

蔬菜煎餅佐酪梨橄欖蘸醬

如果要做菜給不同身體能量的人吃，這些色彩繽紛的酥脆煎餅很合適。你可以每一種都煎一些，搭配酪梨蘸醬食用，這樣人人都有份。

食材

蔬菜　900克，削皮後磨泥、切絲或切小丁，根據身體能量挑選
- **風能**：等量的甜菜根和地瓜
- **火能**：等量的塊根芹菜和紅蘿蔔
- **水能**：等量的高麗菜和菠菜

鷹嘴豆粉過篩　45克

鹽　2小匙或試口味調整

現磨黑胡椒　½小匙

肉豆蔻磨粉　½小匙

新鮮巴西利　1把，切末

植物油　4大匙

蘸醬的部分

中型熟酪梨　2顆

檸檬汁　3大匙，外加檸檬片1片，裝飾用

小番茄　4顆，切丁

羅勒切末　4大匙，外加一些葉子，裝飾用

黑橄欖去籽　10顆，切成四塊，外加一些額外的裝飾用

橄欖油　4小匙

鹽　½小匙或試口味調整

現磨黑胡椒　1撮

1 先來製作蘸醬。酪梨剖半去核，用湯匙挖出果肉，用叉子壓成泥，馬上淋上檸檬汁。

2 慢慢拌入番茄、羅勒、橄欖、油、鹽和胡椒，以檸檬片、幾顆橄欖和幾片羅勒葉裝飾，靜置一旁。

3 接著製作煎餅。蔬菜、鷹嘴豆粉、鹽、胡椒、肉豆蔻和巴西利使用足夠的水混合，形成壓在一起不會散開的稠度。如果會散開，就多加一點粉。不要讓麵糊靜置太久，否則會變得很稀。

4 烤箱預熱130℃。在不沾鍋裡熱油，將麵糊分成十坨，其中幾坨放入鍋中，中火慢煎，一面四分鐘左右。視情況調整火力，讓煎餅稍微嗞嗞作響，裡面熟了，但表面不燒焦。將煎餅放在廚房紙巾吸油一下，接著放在烘焙紙上，在煎完剩下的麵糊前先放進溫熱的烤箱。搭配酪梨蘸醬趁熱食用。

低脂

你也可以把麵糊放在抹油的烤盤，將剩下的油淋在表面，放進烤箱以200℃烘烤二十五到三十分鐘。

晚餐

4人份 | 備料：15分鐘 | 烹煮：20—30分鐘

抓飯佐生薑葡萄乾蘸醬

工作了一整天後，跟蔬菜和香料一起烹煮的米食很容易準備。加點蘸醬配著吃，可以讓這一餐味道更豐富——這款蘸醬擁有甜、酸、辣三味。

食材

印度酥油或植物油　4大匙

白色或褐色印度香米
200克，泡水三十分鐘後
瀝乾

蔬菜　400克，切小丁，
根據身體能量挑選
- **風能**：等量的（完整）豌豆和紅蘿蔔
- **火能**：等量的白花椰和青椒
- **水能**：四季豆和紅椒

堅果或種子　4大匙，根據身體能量挑選
- **風能**：腰果或去皮杏仁
- **火能**：去皮杏仁
- **水能**：南瓜籽

葡萄乾或椰棗切末　4大匙
（可省略）

鹽　2小匙或試口味調整

黑胡椒粒　8顆

薑黃粉　2小匙

肉桂棒　1根

小豆蔻莢　8個

月桂葉　4片

大略切過的香菜菜　4大匙

檸檬汁　4大匙

檸檬片，裝飾用

蘸醬的部分

葡萄乾　8大匙

薑去皮切末　4大匙

辣椒粉　1撮
- **水能**：2撮

檸檬汁　2大匙或試口味調整

香菜　1株，裝飾用

檸檬片　1片，裝飾用

1 在厚底鍋裡熱油。放入米，拌炒兩分鐘。

2 放入蔬菜、堅果或種子、葡萄乾或椰棗（若有使用的話）、鹽、胡椒粒、薑黃、肉桂、小豆蔻莢和月桂葉，拌炒三分鐘。

3 倒入260毫升的冷水，煮開，蓋上鍋蓋，以小火沸煮。米飯完全煮熟、吸收水分前，不要攪拌或掀蓋（白色印度香米大約要煮十五分鐘；褐色印度香米煮二十五分鐘）。

4 製作蘸醬。使用小型食物調理機將葡萄乾、薑、辣椒粉和檸檬汁打成綿密的糊狀，必要時可用叉子壓碎。使用香菜和檸檬片裝飾，靜置一旁。

5 將香菜和檸檬汁灑在抓飯上，使用檸檬片裝飾，跟蘸醬一起食用。

印度式蘸醬

這些佐餐小點可以讓簡單的一餐升級，且能夠支持消化。一次吃一點就好。

晚餐

綜合蔬菜湯

如果需要加強消化之火，這道湯品是很理想的菜餚。這道湯品輕盈、充滿香料，蔬菜經過充分煮熟。在傍晚六點以前吃晚餐，睡前才能夠好好消化所有的食物。

食材

植物油或印度酥油　**4大匙**，根據身體能量挑選
- **風能和火能**：植物油或印度酥油
- **水能**：植物油

蔬菜　**600克**，削皮後切塊或切絲，根據身體能量挑選
- **風能**：等量的茴香、地瓜和荷蘭豆
- **火能**：等量的綠花椰、紅蘿蔔和塊根芹菜
- **水能**：等量的羽衣甘藍、歐防風和紅椒

鹽　**2小匙**或試口味調整

月桂葉　**4片**

薑黃粉　**2小匙**

孜然粉　**2小匙**

香菜粉　**1小匙**

薑粉　**1小匙**

辣椒粉　**1撮**

丁香粉　**1撮**

肉桂粉　**½小匙**

檸檬汁　**4小匙**

香菜葉或巴西利切絲　**4大匙**

1　在大鍋子裡熱油，放入蔬菜（荷蘭豆、綠花椰和羽衣甘藍若有使用的話先不放進去）、鹽、月桂葉和所有的香料，拌炒數分鐘。

2　倒入800毫升的冷水，煮開，蓋上鍋蓋，以小火沸煮十到十五分鐘至蔬菜變軟。最後五分鐘再放入綠色蔬菜。

3　離火，取出月桂葉，加入檸檬汁和香菜或巴西利。跟吐司或煮熟的穀物一起食用。

香料

最好的做法是，開始烹煮前先把香料的分量都準備好，這樣就能全部同時放入。

晚餐

4人份 ｜ 備料：10分鐘 ｜ 烹煮：15分鐘

全穀青醬義大利麵

這份食譜將西方人的最愛根據身體能量調整，顯示要針對特定身體能量準備料理其實很簡單。這款義大利麵包含所有六種味道，麵本身是甜的，乳酪酸鹹，香草擁有辣、苦、澀三味。

食材

無蛋義大利麵　400克，根據身體能量挑選
- **風能**：斯佩爾特小麥義大利麵
- **火能**：全麥義大利麵
- **水能**：蕎麥麵條

鹽　1小匙

青醬的部分

堅果或種子　4大匙，根據身體能量挑選
- **風能**：等量的松子和腰果
- **火能**：等量的去皮杏仁和南瓜籽
- **水能**：等量的葵花籽和南瓜籽

瑞可他乳酪　4大匙

橄欖油　4大匙

羅勒　1把，大略切過

鼠尾草葉　4大匙

迷迭香葉　4大匙

鹽　2小匙或試口味調整

現磨黑胡椒　½小匙

檸檬汁　4小匙

帕瑪森乳酪削片　200克（可省略）

1　義大利麵放入加鹽的水中滾煮，根據包裝上的指示，將麵煮到仍有一點嚼勁即可。瀝乾，靜置在一旁。

2　製作青醬。乾炒堅果或種子，直到散發香氣。

3　使用食物調理機或手持攪拌棒將炒好的堅果或種子、瑞可他乳酪、油、香草、鹽、胡椒、檸檬汁和一點煮麵水打成滑順綿密的糊狀。

4　將義大利麵跟青醬和一點煮麵水混合在一起，撒上帕瑪森乳酪（若有使用的話），即可食用。

新鮮香草

羅勒、鼠尾草和迷迭香越新鮮越好，因為越新鮮的食物提供的悅性越多。

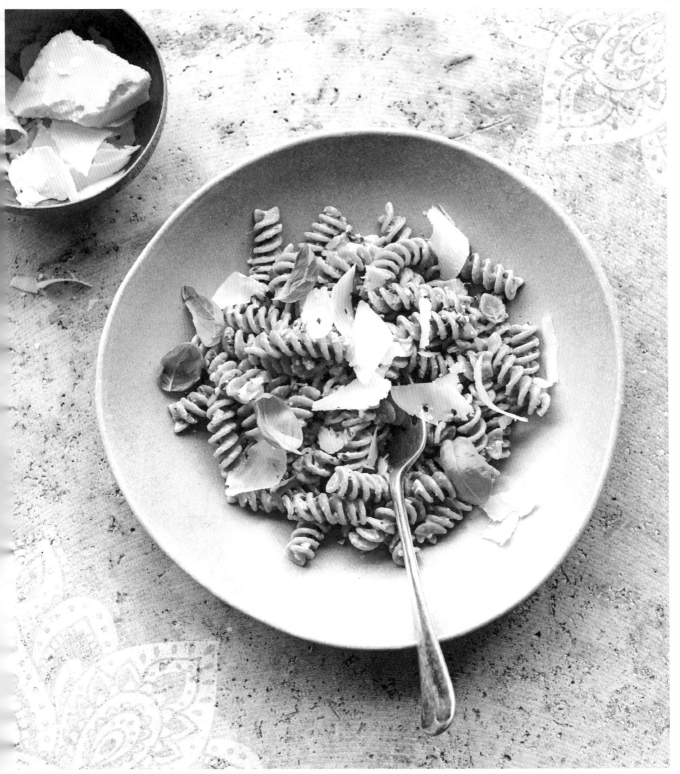

風能版本

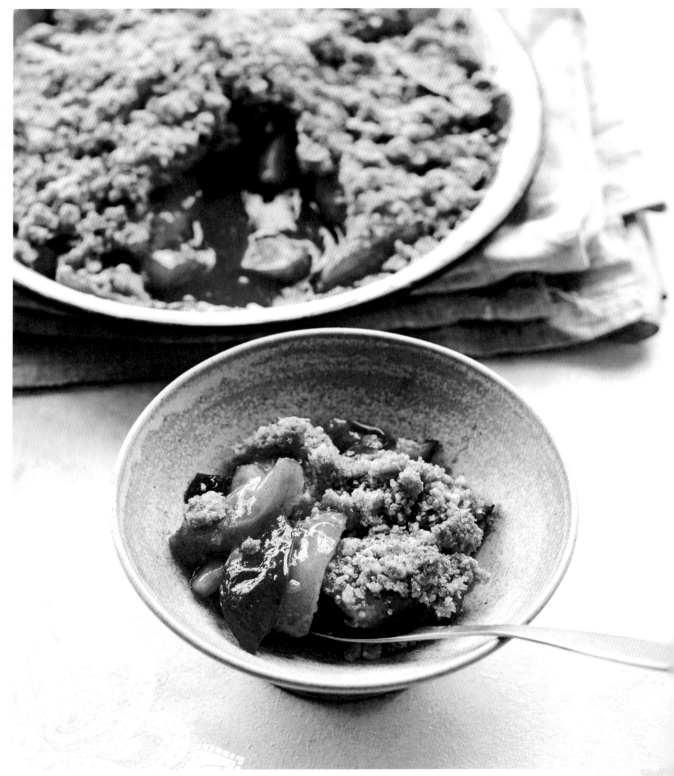

▲ 火能版本

甜點

水果奶酥

水果若跟正餐一起食用，應該烹煮過才好消化。奶酥甜點是將各種水果納入飲食的美味方式。

食材

內餡的部分

新鮮水果　450克，洗過、削皮、去核、切丁，根據身體能量挑選
- **風能**：等量的甜蘋果和桃子或李子
- **火能**：等量的甜蘋果和甜李子
- **水能**：等量的梨子和杏桃

德麥拉拉蔗糖　40克

玉米粉　1大匙

肉桂粉　1大匙

現磨黑胡椒　1撮

檸檬汁　2大匙

奶酥的部分

奶油或人造奶油切丁　200克，外加塗抹烤盤的部分

全穀麵粉　300克
- **風能**：斯佩爾特小麥麵粉
- **火能**：全麥麵粉
- **水能**：蕎麥麵粉

德麥拉拉蔗糖　175克

香草精　2小匙

鹽　1撮

1 烤箱預熱180℃。烤盤抹一點油。

2 製作內餡。輕輕拌合水果、糖、玉米粉、肉桂、胡椒和檸檬汁，小心不要把水果壓碎。

3 製作奶酥。在碗裡混合麵粉、糖、香草精和鹽。使用指尖輕輕將奶油或人造奶油搓進粉類食材，直到形成麵包屑狀。

4 將水果內餡放入烤盤，上面均勻撒上奶酥。烘烤四十分鐘左右，直到奶酥呈金褐色、水果內餡冒泡。趁熱或放涼至室溫食用。

奶酥

你可以用食物調理機攪拌奶酥的食材，不需要用手搓。

甜點　　　　　　　　　　　　　　　**4人份**　│　備料：**10分鐘**　│　烹煮：**45分鐘**

牛奶燉米布丁

這款牛奶布丁含有穀物、牛奶、印度酥油和杏仁，是增加生命精華很好的一道甜點。所有體質的人都可以吃，但是想要緩和水能的人應該吃半份就好。

食材

白色印度香米　**8大匙**

牛奶　**400毫升**，根據身體能量挑選
- **風能和火能**：全脂牛奶
- **水能**：脫脂牛奶

小豆蔻粉　**1小匙**

椰棗去籽切末　**4大匙**

龍舌蘭糖漿或米糖漿　**8大匙**

玫瑰水　**2大匙**

印度酥油或椰子油　**4大匙**
- **水能**：2大匙

去皮杏仁切碎　**4大匙**
- **水能**：2大匙

椰子粉　**4大匙**

現磨黑胡椒　**1撮**（可省略）

1 把米倒入厚底鍋，倒入300毫升的水，煮開。蓋上鍋蓋，以小火沸煮二十五分鐘，或至米變軟並吸收所有水分。

2 用壓泥器或木湯匙壓碎煮好的米。倒入牛奶和小豆蔻，煮開。以小火沸煮五分鐘，要不時攪拌以免鍋底燒焦。離火，加入椰棗、增甜劑和玫瑰水。

3 杏仁放進油中炒至金褐色，放入椰子粉。如果是在準備水能飲食，也請加入1撮黑胡椒。椰子粉很快就會變成金褐色，小心不要燒焦了。將炒好的堅果放進牛奶布丁，開動。

舒緩

古代瑜伽經典《摩訶婆羅多》把跟牛奶和糖一起烹煮的燉米甜品說成是「最棒的食物」，它對心靈具有舒緩的功效。

甜點

拉西

這款涼爽的飲品含有甜甜的糖漿和酸酸的優格。甜味和酸味可緩和風能，甜味可緩和火能，使用蜂蜜作為增甜劑可緩和水能。

食材

優格　300克，根據身體能量挑選
- **風能和火能：全脂優格**
- **水能：低脂優格**

糖漿　**4大匙**，根據身體能量挑選
- **風能和火能：龍舌蘭糖漿**
- **水能：生蜂蜜**

小豆蔻粉　**1小匙**

玫瑰水　**4大匙**或試口味調整

1　將優格、糖漿或蜂蜜、小豆蔻和玫瑰水跟600毫升的水一起倒進食物調理機打到滑順。或者，你也可以使用手持攪拌棒把所有的食材打到發泡。倒入高腳杯中，馬上飲用。

打蛋器

如果你沒有食物調理機或手持攪拌棒，可以使用打蛋器製作拉西。

瑜伽
招式、調息與放鬆

YOGA
ASANAS, PRANAYAMA,
AND RELAXATION

「健康就是財富，平靜的心靈就是快樂。
瑜伽會告訴你怎麼做。」

——斯瓦米・毗濕奴帝瓦南達

阿育吠陀和瑜伽

吠陀、阿育吠陀和瑜伽是姊妹科學，源頭都可追溯到最古老的印度經典。瑜伽若做得正確，可以幫助所有身體能量的人改善生理與心理健康。

瑜伽的三個層面

很多人想到瑜伽，只會想到不同的招式（瑜伽動作），但是每一個動作其實都要靠有節奏的呼吸來控制能量高低（調息），並搭配短暫的放鬆。做一個招式時，必須同時達到正確的姿勢、呼吸控制與放鬆，這是需要時間和練習才能達成的。

哈達瑜伽和勝王瑜伽

這兩套系統是全世界最常依循的，也都把身體和心智視為純粹意識的載體。

這一章所提到的**哈達瑜伽**把重點放在招式、調息與放鬆，目的是要釋放和輸送氣（生命能量）。

下一章所提到的**勝王瑜伽**則強調透過視覺化、正念思考、專注與冥想等方法，從心理上控制氣。

調息

控制呼吸可以讓氣（生命能量）貯存在太陽輪，並從太陽輪釋放出來。在做瑜伽招式的前、中、後調息，可以活化身心。整個練習期間專注在呼吸上，可以減少疲勞，提升氧氣供給。

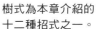

呼吸調節可協助動作，為肌肉重新充電。

招式

進行招式（瑜伽動作）可讓關節、肌肉、韌帶、肌腱和身體的其他活動部位保持健康，增加循環和彈性。招式也能讓身體所有的系統充滿活力，提供一套內觀、無競爭性、促進冥想的運動作息，同時提升內在的祥和感。

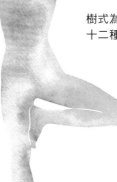

樹式為本章介紹的十二種招式之一。

瑜伽與各身體能量

　　招式、調息與放鬆練習對所有體質的人來說都是一樣的，瑜伽的這幾個面向若能保持平衡均勻，自然可以促進三個身體能量的平衡。但，不同體質的人會對這些練習產生不同的感受。請參考下面各身體能量的方框，看看你的體質會如何接觸每一種練習。

「平衡的瑜伽練習會穩住所有身體能量。」

風能的感受

移動對風能的身體來說很容易，因此招式的練習往往令人愉快。放慢速度、維持一個姿勢不動可能會有困難。

火能的感受

擁有野心勃勃火能本質的人應該把焦點放在同時控制好呼吸、動作與放鬆。

大休息式（上圖）是最後進行的放鬆練習。

放鬆

很多人就連試著休息時，也因緊繃而耗費許多能量。在完全放鬆的情況下，幾乎是不會消耗任何能量的，只會消耗維持代謝功能所需的能量。招式之間應短暫地休息，練習結束前最後一個部分則會進行較長的放鬆練習。

水能的感受

水能的身體一開始運動會很慢進入狀況，但是一旦進入了就會展現很棒的力量、耐性與毅力。

瑜伽練習

這個章節會帶你從頭到尾走過一次瑜伽練習。所有體質做的瑜伽練習都一樣。你可以視自己的資歷運用初階或中階的訣竅加強練習。

開始練習前

- 你需要調息用的瑜伽墊和靠枕，在最後的放鬆期間可能也需要毯子保暖。
- 練習前兩到三小時不要吃東西。
- 練習前建議洗個澡，練習後則不建議。

1 調息與暖身

⏱ 時間：約20分鐘

呼吸和伸展練習可以讓身體準備好進入、維持、結束各個招式。

初階訣竅

- 進行呼吸練習時不要讓吸吐氣變得太緊繃。如果你感覺開始緊繃，吸吐氣的時間就不要按照指示所說的這麼長，或是減少吸吐氣的次數。
- 如果覺得不舒服，剩下的呼吸練習時間就以緩慢的腹式呼吸法帶過。

中階訣竅

- 比較習慣呼吸練習之後，可以利用這些時間專心覺察自己的身體。
- 透過長吐氣放鬆、長吸氣補充精力。
- 如果覺得自在，可以把心思放在第三眼（見第176頁）。

調息練習

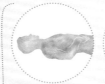

腹式呼吸法
（見第124頁）

完全瑜伽調息
（見第125頁）

淨脈調息法
（見第126-127頁）

清肺
（見第128-129頁）

暖身練習

頸部練習
（見第130-131頁）

拜日式
（見第132-135頁）

單側舉腿
（見第136-137頁）

2 招式練習

⏱ 時間：約35分鐘

這些動作是整個瑜伽練習的核心。每個招式之間要休息一到兩分鐘再繼續。

初階訣竅

- 維持每一個招式時，留意同時做動作、節奏呼吸和放鬆這三件事的難易度。
- 如果某個招式變得比較容易了，就增加維持動作的時間。
- 如果呼吸變急促、身體變緊繃，就減少維持動作的時間。

中階訣竅

- 比較習慣各個招式之後，可以開始精準優雅地慢慢進入和結束招式。
- 記錄整個瑜伽練習期間的呼吸長度，以促進專注力。
- 可留意手腳其實是共同支持脊椎姿勢的。

風能的感受

拜日式可協助風能的身體控制呼吸，而招式之間的放鬆則可避免風能過度操勞。

火能的感受

調息可以深化呼吸，讓火能的身體在進行拜日式和各招式時得以安全伸展。

水能的感受

水能屬性的人會發現，自己的動力隨著血液循環和氣的增加而增加。

肩立式
（見第138-139頁）

犁式
（見第140-141頁）

魚式
（見第142-143頁）

坐姿前彎式
（見第144-145頁）

反向棒式
（見第146-147頁）

眼鏡蛇式
（見第148-149頁）

嬰兒式
（見第150頁）

駱駝式
（見第151頁）

樹式
（見第152-153頁）

烏鴉式
（見第154-155頁）

坐姿扭轉式
（見第156-157頁）

三角式
（見第158-159頁）

3 最後放鬆

🕐 時間：約20分鐘

利用這些練習達到完全放鬆的狀態，在費力完成招式之後讓身體重新充電。

初階訣竅

- 一開始花在積極放鬆的時間要比自我暗示還多。
- 比較習慣大休息式（放鬆使用的招式）之後，再開始帶入自我暗示的技巧。
- 可留意緊繃感減少後，活力其實也隨之增加。

中階訣竅

- 比較習慣自我暗示之後，不以當事者、而以旁觀者的角度進行最後的放鬆。
- 實現每一個思想指令的力量。
- 運用有意識的呼吸保持清醒與覺察。

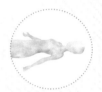

積極放鬆
（見第160-161頁）

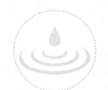

透過自我暗示放鬆
（見第162-163頁）

瑜伽調息

調息（透過呼吸控制能量）是瑜伽的三大層面之一。請在每一次瑜伽練習的開頭進行這幾頁的呼吸練習。

生理益處
- 改善氧氣和二氧化碳在全身的流動。
- 放鬆、活絡神經系統。

風能的感受

腹式呼吸法帶來的擴張對風能較小的胸腔和敏感的神經系統十分有益。

火能的感受

腹式呼吸法會帶來較大的感官覺察，有助於平衡火能要求過高的特質。

水能的感受

水能結實的胸腔會享受自在的腹部活動，不受到任何身心限制。

腹式呼吸法

這個技巧對調息很重要，可將空氣引到肺部最低（也最大）的部位。請完全放鬆腹肌，讓橫膈膜自由移動。

吸氣，讓肺部充飽。

肺部吸飽時，雙手也會跟著升高。

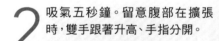

1 仰躺，手掌放在腹部，手指張開。一邊呼吸，一邊感受著第一肋骨、肚臍和髖部的移動。

2 吸氣五秒鐘。留意腹部在擴張時，雙手跟著升高、手指分開。

吐氣，讓肺部排空。

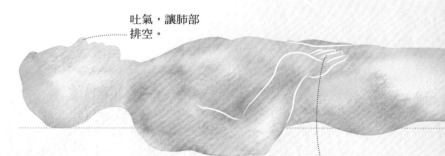

3 吐氣五秒鐘。雙手會下移，手指會併攏。重複這些步驟兩分鐘。

肺部清空時，雙手也會跟著下降。

完全瑜伽調息

　　這項技巧會用到所有的呼吸肌肉，在你進入、維持、結束各個招式時，改善肌肉力量。在招式之間進行這項練習，可以快速補充血液裡的氧氣濃度，因此你可能會想做幾次完全瑜伽調息，增進精力。

1 以舒服的姿勢盤腿坐著，一隻手放在胸腔，一隻手放在腹部。吸氣時，慢慢擴張腹部，抬升、打開肋骨，提高鎖骨。

感覺上面這隻手在你吸氣時抬高。

吸氣時肩膀保持放鬆。

你可以坐在椅墊上，幫助脊椎打直，釋放膝蓋的緊繃感。

2 開始吐氣，先是放鬆腹部，接著降低肋骨，最後稍微擠壓腹部，排空肺部。重複這些步驟兩分鐘。

頭、頸、脊椎保持一條線。

吐氣時永遠從腹部開始。

太陽輪

這個位於胃後方的神經網絡為太陽輪，據説是在不能隨意控制的情況下運作。然而，瑜伽行者發現，有意識、有節奏地進行緩慢的腹式呼吸法其實對太陽輪有直接的影響，可協助平衡其三大功用：

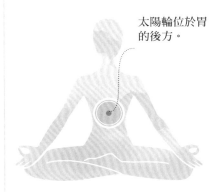

太陽輪位於胃的後方。

- 受到刺激時，太陽輪會為整個腹部區域帶來感官覺察，這樣的敏感度可用來發現身體隱藏的緊繃。
- 腹式呼吸法可產生天然的壓力預防機制，尤其是結合淨脈調息法（見第 126-127 頁）和清肺（見第 128-129 頁）這兩個技巧時。
- 最後，在調息、招式和放鬆練習期間用腹部緩慢吐氣，會在太陽輪產生神經衝動，刺激全身的「休息與修復」。

下一頁教你**淨脈調息法**　　>>

淨脈調息法

淨脈調息法需要深吸、延長閉氣時間和深吐。在這個練習中，氣流會在兩個鼻孔之間輪替。

生理益處

- 長吸氣會增加血液的氧氣濃度。
- 長吐氣可好好釋放二氧化碳。
- 閉氣可強化神經系統。

風能的感受

深吸和閉氣特別能夠發展、擴張風能的肺活量。

火能的感受

長吐氣可促進放鬆、增加氣，對火能屬性的人來說是全新的體驗。

水能的感受

水能與生俱來的毅力與耐性，讓他們很享受淨脈調息法。

簡易淨脈調息法

練習淨脈調息法時，先嘗試這個版本。使用第一步的手印手勢蓋住鼻孔，所有的步驟進行十輪，在覺得舒服的前提下，慢慢增加吸氣和吐氣的秒數，從吸氣五秒和吐氣十秒，變成六秒和十二秒，最後是七秒和十四秒。

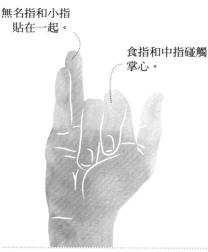

無名指和小指貼在一起。

食指和中指碰觸掌心。

用大拇指的指腹壓住其中一個鼻孔。

無名指遠離另一個鼻孔。

1 右臂從手肘處彎起，手靠近鼻子。接著，食指和中指往下彎，輕輕壓著掌心。

2 用大拇指壓住右側鼻孔，用左側鼻孔吸氣四秒鐘。用無名指壓住左側鼻孔，放開右側鼻孔，吐氣八秒鐘。

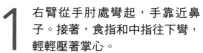

> 「調息可使神經和諧、
> 喚醒生命力量。」
>
> ——斯瓦米·悉瓦南達

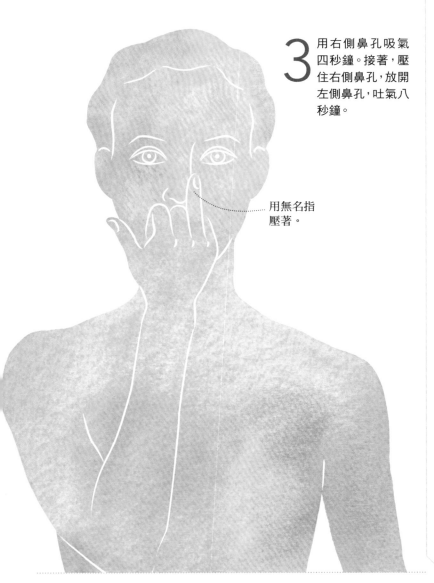

3 用右側鼻孔吸氣四秒鐘。接著，壓住右側鼻孔，放開左側鼻孔，吐氣八秒鐘。

用無名指壓著。

中階變化

七比十四秒的簡易淨脈調息法熟練了之後，可以試著延長閉氣的時間。

1 用左側鼻孔吸氣四秒鐘，壓住鼻孔，閉氣八秒鐘，然後從右側鼻孔吐氣八秒鐘。

2 用右側鼻孔吸氣四秒鐘，閉氣八秒鐘，然後從左側鼻孔吐氣八秒鐘。

3 練習十回合，把吸氣－閉氣－吐氣的比例增加到五比十比十，接著變成六比十二比十二，最後是七比十四比十四。

進階版本

比較習慣閉氣十四秒之後，可以嘗試閉氣更長的時間。

1 用左側鼻孔吸氣四秒鐘，閉氣十六秒鐘，然後從右側鼻孔吐氣八秒鐘。

2 用右側鼻孔吸氣四秒鐘，閉氣十六秒鐘，然後從左側鼻孔吐氣八秒鐘。

3 練習十回合，把吸氣－閉氣－吐氣的比例增加到五比二十比十，然後是六比二十四比十二。

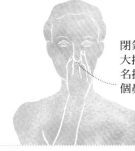

閉氣時，用大拇指和無名指蓋住兩個鼻孔。

下一頁教你清肺 »

清肺

這個練習在梵文裡稱作「kapalabhati」，字面上的意思是「發亮的頭顱」，可增加血液裡的氧氣濃度。這對人體的每一個系統都非常有益處，所以定期練習的話，臉龐會發光。

生理益處

- 淨化鼻腔、肺部和呼吸系統。
- 增加二氧化碳的排除與氧氣的吸收。
- 按摩腹部器官，改善消化。

風能的感受

長時間閉氣對風能來說很有挑戰，也是增加肺活量的好機會。

火能的感受

火能的身體可以閉氣最久，而這會讓火能進入一種冥想的狀態，平衡火能本質的銳利鋒芒。

水能的感受

水能的身體容易出現呼吸道阻塞。這項練習可以快速治好這個問題，帶來輕盈的感受。

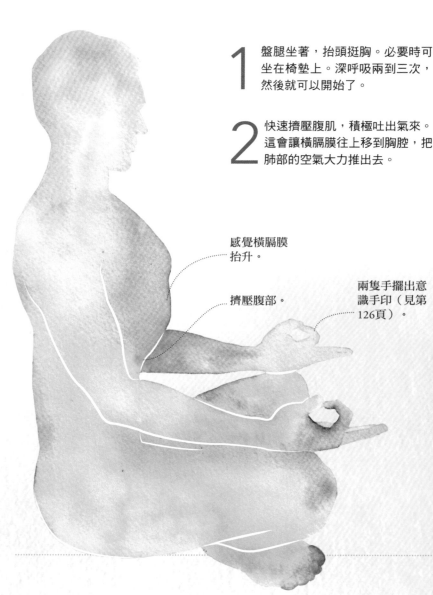

1 盤腿坐著，抬頭挺胸。必要時可坐在椅墊上。深呼吸兩到三次，然後就可以開始了。

2 快速擠壓腹肌，積極吐出氣來。這會讓橫膈膜往上移到胸腔，把肺部的空氣大力推出去。

感覺橫膈膜抬升。

擠壓腹部。

兩隻手擺出意識手印（見第126頁）。

> 「調息雖然是生理上的行為，
> 卻能達到讓心智平靜、
> 清晰和安穩的功效。」

——斯瓦米・毗濕奴帝瓦南達

3 放鬆腹肌，消極吸入空氣。這會讓橫膈膜往下移到腹腔，肺部會自動擴張，充滿空氣。不要用力吸氣。

讓空氣
從鼻孔流入。

感覺橫膈膜
下降。

放鬆腹部。

4 像幫浦一樣快速重複步驟二和三。以吐氣二十到三十次、吸氣二十到三十次完成一回合，並以吐氣結束該回合。深呼吸兩次，閉氣三十到六十秒。總共進行三回合。肺活量漸漸增加後，可拉長到每回合進行五十到一百次的吸吐氣，每次練習五回合。

!

注意

如果你有任何腹部疼痛或痙攣，請勿進行清肺練習。請勿晚上太晚練習，因為這會活化神經系統，可能導致難以入眠。

下一頁教你頸部練習 »

頸部練習

這個練習可以讓頸部、肩膀和上背暖起來，目的是要減少緊繃和壓力。做這些動作時，只動頭部和頸部就好，不要動背部和肩膀。

生理益處

- 讓頸部和肩膀暖起來。
- 舒緩頸部和上背的緊繃。
- 協助頸部保持挺直，改善身心健康。

風能的感受

這些簡單的動作會幫助風能的身體進入瑜伽招式所需要的慢動作模式。

火能的感受

火能特質的人不應過度誇大這些動作，因為這個練習的目的是要放鬆頸部。

水能的感受

水能的身體和心靈會很享受這些簡單的動作，並受到鼓舞，願意探索剩下的瑜伽練習。

1 背部挺直，慢慢把頭往前和往下移，直到下巴碰到胸膛。以這個姿勢放鬆。感覺自己的頭彷彿非常沉重似的。

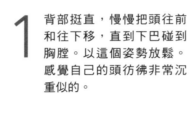

讓頸部伸展但不緊繃。

下巴靠著胸膛。

2 把頭舉高，向後倒下，就像試圖把後腦勺放在脊椎上一樣。重複前兩個步驟六到十次。

把頭一路往後仰。

若感覺到頭暈或不適，就減少頭部往後仰的角度。

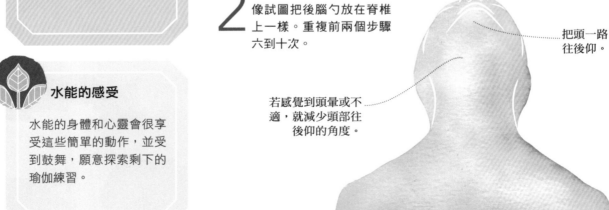

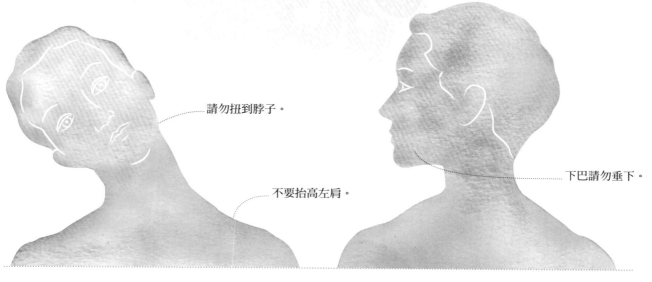

請勿扭到脖子。

不要抬高左肩。

下巴請勿垂下。

3 雙肩保持下垂不動，頭向右歪，彷彿試圖讓耳朵碰到肩膀。接著再向左歪。重複這個步驟五到十次。

4 身體保持靜止不動，扭轉頭部，使下巴位於右肩上方。感覺左側有所伸展，接著把頭轉到左肩上方。重複六到十次。

5 順時針旋轉頭部和頸部兩到三次——頭往前移，下巴碰觸胸腔，右耳靠向右肩，頭往後移，左耳靠向左肩，頭往前移。接著逆時針重複旋轉動作兩到三次。

「願世界各地的一切萬物
　皆自由快樂。」

——印度禱文

頭部歪向一側就好，不要轉動。

下一頁教你拜日式 ▸▸▸

拜日式

用這個絕佳的暖身動作開始你的瑜伽練習，可以改善肌肉的效力，協助進行其他招式。請完成四到六回合，然後以大休息式休息（見第160–161頁）。

（見第160–161頁）

生理益處

- 伸展全身上下數十條肌肉。
- 快速讓身體暖起來，改善肌肉柔軟度。
- 調節呼吸，增加肺活量。

風能的感受

這些具有溫和流動性的動作十分吸引風能屬性的人，因為他們總是想動個不停。

火能的感受

這個練習很符合取得平衡的火能特質，因為這是肌肉長度與強度的系統化訓練。

水能的感受

移動不是水能的特性，因此他們一開始可能會抗拒這個練習。然而，這能讓他們釋放緊繃，帶來愉悅感受。

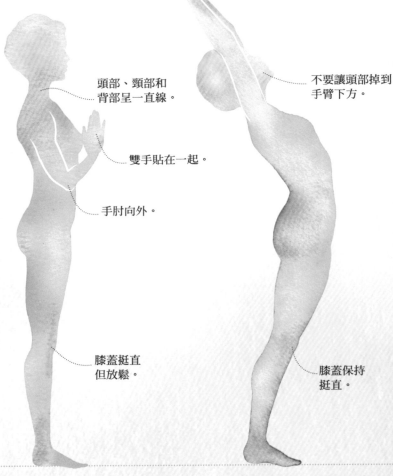

頭部、頸部和背部呈一直線。

雙手貼在一起。

手肘向外。

膝蓋挺直但放鬆。

不要讓頭部掉到手臂下方。

膝蓋保持挺直。

1 站起來，頭部和身體挺直但放鬆，雙手輕鬆地垂在兩側。深吸一口氣，然後開始。吐氣時，雙手舉到胸腔中央，手掌互貼。頭部保持挺立。

2 吸氣時，雙手高舉過頭，身體向後彎，伸展胸腔和腹部。手臂最後應該擺在兩耳旁。膝蓋和手肘保持挺直，髖部微微前傾。

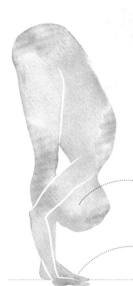

3 吐氣時，往前彎，雙手放在雙腳旁邊的地上。膝蓋盡可能保持挺直，但若有需要可以彎曲。

把頭放在膝蓋之間。

雙手應該平貼，手指和腳趾呈一直線。

「在拜日式的十二個姿勢中，都可以感覺到呼吸與肌肉控制之間的連結。」

4 吸氣時，在雙手不移動的情況下將右腿往後延伸得越遠越好。右膝觸地，腳趾朝後，頭向上伸展（右腿和左腿在每一個回合輪流往後伸）。

雙手平貼在雙腳旁邊的地面上。

不要扭轉臀部。

5 閉氣，將另一隻腳往後踩，使得身體從頭部到腳跟呈一直線（伏地挺身的姿勢）。不要抬高臀部或垂下頭部。

不要垂下頭部。

不要抬高臀部。

下一頁教你**步驟六到十二**

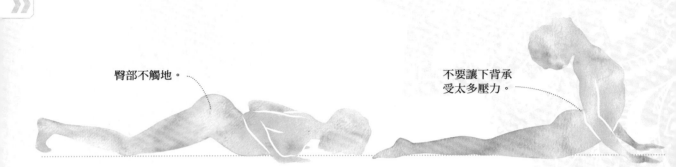

臀部不觸地。

不要讓下背承
受太多壓力。

6 吐氣時,在不往後晃動的前提下,將膝蓋、胸部和額頭往下觸地,臀部和腹部保持微微抬高,腳趾彎曲。

7 吸氣時,臀部往下觸地,頭部與脊椎上半部向後彎,往上看。手肘應該微微彎曲,肩膀放鬆不聳肩。

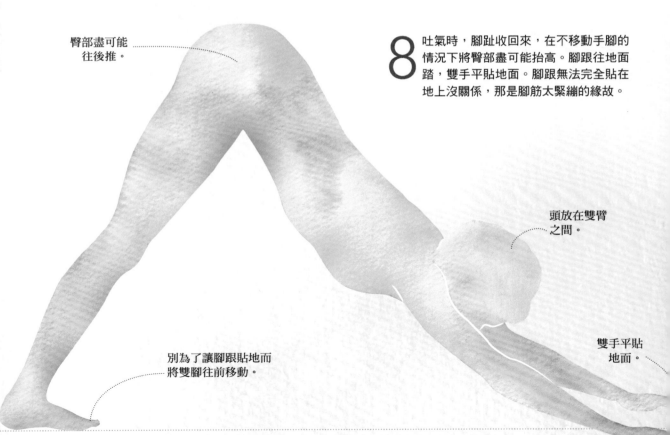

臀部盡可能
往後推。

8 吐氣時,腳趾收回來,在不移動手腳的情況下將臀部盡可能抬高。腳跟往地面踏,雙手平貼地面。腳跟無法完全貼在地上沒關係,那是腳筋太緊繃的緣故。

頭放在雙臂
之間。

別為了讓腳跟貼地而
將雙腳往前移動。

雙手平貼
地面。

9 吸氣時，右腳往前放在雙手之間，左膝觸地，頭向上抬。往上看，伸展頸部和上背（右腿和左腿在每一個回合輪流往前踩）。

臀部保持水平。

膝蓋觸地。

手指和腳趾應該呈一直線。

臀部越高越好。

手肘保持挺直。

手臂擺在兩耳旁。

回到一開始的姿勢。

雙手放鬆。

手指和腳趾呈一直線。

10 吐氣時，雙手不動，左腳往前放在右腳旁邊。雙腿盡可能伸直，上半身往下彎曲，把頭放在膝蓋之間（就像步驟三）。

11 吸氣時，向上伸展，往後彎（跟步驟二一樣）。不要讓頭部掉到手臂下方，因為這會對背部造成過多壓力。膝蓋保持挺直。

12 吐氣時，雙手往前、往下落在身體兩側，回到一開始的姿勢。休息一下子，深呼吸，準備開始下一個回合。

下一頁教你單側舉腿 »

單側舉腿

這項練習會溫和地幫你改善小腿和腳筋的僵硬狀況，準備進行之後的前彎招式，伸展背部所有的肌肉。

生理益處
- 加強小腿和腳筋肌肉的柔軟度，緩和緊繃感。
- 加強腹部和下背肌肉。

風能的感受

風能的神經系統容易受到刺激，這個緩慢的腳筋伸展練習可加以緩和。

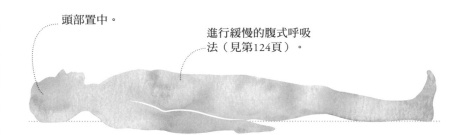

頭部置中。

進行緩慢的腹式呼吸法（見第124頁）。

1 仰躺，雙腳併攏，雙手放在身體兩側，掌心朝下貼地。

火能的感受

火能總是在追求運動和完美，而這樣伸展腳筋可滿足這項特質。

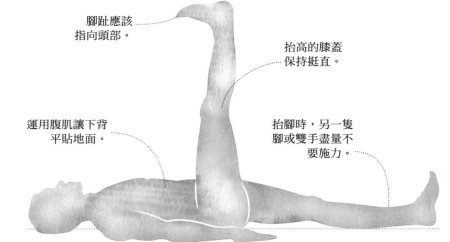

腳趾應該指向頭部。

抬高的膝蓋保持挺直。

運用腹肌讓下背平貼地面。

抬腳時，另一隻腳或雙手盡量不要施力。

2 吸氣，右腳抬高，與地面垂直。吐氣，把腳放下，另一隻腳始終保持筆直。左腳重複同樣的動作。進行三到五組，最後一次抬腳時，接續步驟三。

水能的感受

水能屬性的人會十分享受這個練習為腿部帶來的輕盈感。

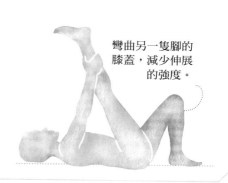

退而求其次

如果這個練習對你的背部來說太過吃力,可以彎曲另一隻腳的膝蓋再舉腿。

彎曲另一隻腳的膝蓋,減少伸展的強度。

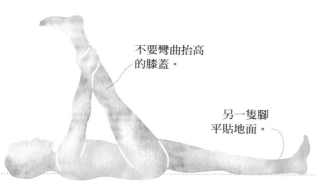

不要彎曲抬高的膝蓋。

另一隻腳平貼地面。

3 吸氣時,舉起右腳,用雙手抱住拉近自己,不要抬頭。就這樣維持這個姿勢幾次呼吸的時間。

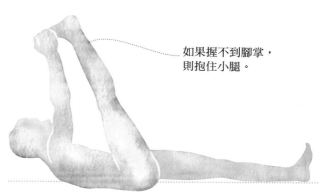

如果握不到腳掌,則抱住小腿。

4 吐氣時,用雙手握住腳掌,背部抬離墊子,頭胸靠近舉高的腳。

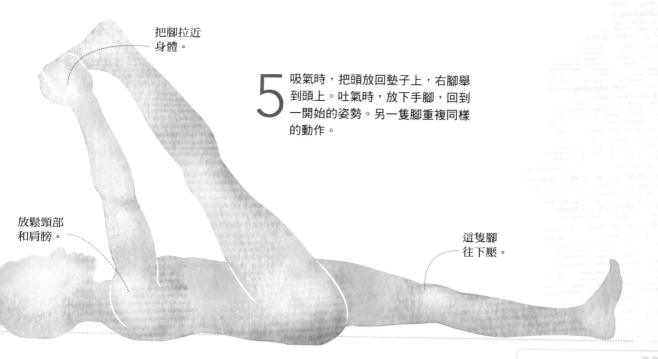

把腳拉近身體。

5 吸氣時,把頭放回墊子上,右腳舉到頭上。吐氣時,放下手腳,回到一開始的姿勢。另一隻腳重複同樣的動作。

放鬆頸部和肩膀。

這隻腳往下壓。

下一頁教你肩立式 »

肩立式

這是本章會教到的兩個倒立招式的第一個。倒立對三個身體能量來說都很有挑戰性，做完肩立式後請接著做犁式，再進行對立姿勢——魚式。

生理益處

- 透過伸展舒緩肩頸的壓力。
- 增強、活化甲狀腺和副甲狀腺。
- 加強心跳，並改善通往大腦的血流。

風能的感受

風能屬性的人很難靜下來。要在這個倒立招式中維持良好平衡，就一定要克服這一點。

火能的感受

火能屬性的人可能得花點時間才能熟悉維持這個倒立動作所需進行的肌肉交互作用。

水能的感受

把沉重的水能身體舉起來倒立可能會不太容易，但是一旦倒立成功，要維持這個姿勢就比較輕鬆了。

1　仰躺，雙腳併攏。雙手往後伸展，確定後方有足夠的空間。背部、頭部和頸部靠在墊子上，雙手放在身體兩側，吸氣，將雙腿抬到90度。

腳趾應該指向頭部。

膝蓋保持挺直，雙腳始終併攏。

放鬆肩膀。

「這個倒立招式會創造一股能量，匯集在太陽輪。」

「進行瑜伽招式時專注在呼吸上，可增加肌肉的氧氣供應量，進而減少疲累。」

中階變化

從步驟二開始，不斷抬高自己的身體，使雙腿跟上半身呈一直線，靠肩膀和手肘支撐身體的重量。不時調整身體，讓雙手更靠近肩膀，手肘互相靠近一點。要結束這個動作，先回到步驟二的姿勢，再接續步驟三。

膝蓋保持挺直。

用手讓背部維持不間斷的壓力。

雙腳放鬆。

2 雙手放在臀部，一邊往下背移動，一邊輕輕將身體往上推。緩緩將空氣吸進腹部，盡可能放鬆你的雙腳。將大部分的重量壓在手肘上，頸部和肩膀幾乎不承受壓力。

雙手支撐背部並向上指。

3 要結束這個動作，請將雙手放在背部後方的墊子上，掌心向下，然後脊椎骨一節一節慢慢回到地面。

下一頁教你犁式 »

犁式

這是肩立式前彎動作的延伸，如果你對這個招式比較有經驗，可以直接跳過肩立式。

生理益處

- 完全伸展背部肌肉，鬆動脊椎。
- 消除肩頸肌肉的緊繃。
- 改善消化，對付便祕。

風能的感受

要邊做這個招式邊調息，對風能狹窄的胸腔來說可能不太容易。開始前，風能屬性的人應該緩慢深沉地呼吸。

火能的感受

在這個招式中，有超過一半的重心會壓在敏感的頸部肌肉，因此火能屬性的人應避免太過好強，逐步伸展。

水能的感受

如果呼吸困難，水能屬性的人應維持犁式幾次呼吸的時間就好，然後休息一下再重複動作。

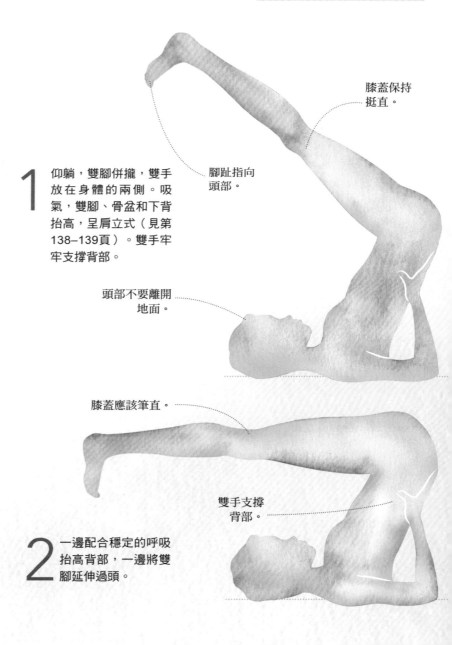

膝蓋保持挺直。

腳趾指向頭部。

頭部不要離開地面。

1 仰躺，雙腳併攏，雙手放在身體的兩側。吸氣，雙腳、骨盆和下背抬高，呈肩立式（見第138–139頁）。雙手牢牢支撐背部。

膝蓋應該筆直。

雙手支撐背部。

2 一邊配合穩定的呼吸抬高背部，一邊將雙腳延伸過頭。

「犁式的承重前彎動作可
讓脊椎保持柔軟。」

中階變化

如果進行步驟三時，腳有辦法觸地，可以試著將雙
手放在背部後方的地上，做出完整的招式。

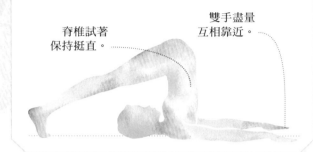

脊椎試著
保持挺直。

雙手盡量
互相靠近。

3 雙腳保持筆直、腳趾保持彎曲，就
這樣把腳往下伸展到後方的地面。
要結束這個動作，請讓脊椎骨一節
一節回到地面，手臂往地面壓，以
此保持平衡。

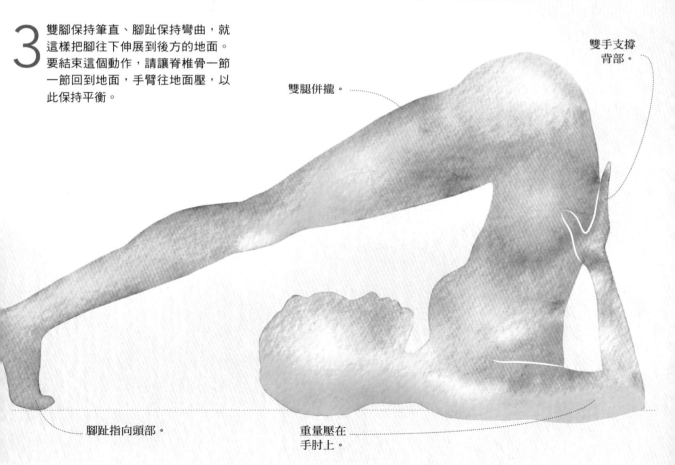

雙腿併攏。

雙手支撐
背部。

腳趾指向頭部。

重量壓在
手肘上。

下一頁教你**魚式**　》》

魚式

這個對立招式應該接在犁式後面，可以消除前兩個招式可能造成的阻塞或緊繃，打開胸腔，進行深沉調息。

生理益處
- 矯正駝背傾向。
- 培養肺活量。
- 消除肺部的緊繃和阻塞。

風能的感受

這個招式很適合擴張風能狹窄的胸腔，增加氣（生命能量）的容量。

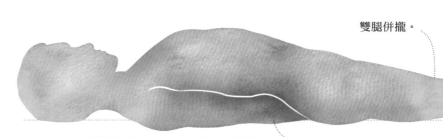

雙腿併攏。

手肘互相靠近。

1 仰躺，雙腳併攏。膝蓋保持挺直，將雙手放在身體下方。兩隻手應放在大腿下方，伸得越遠越好（掌心朝下），手肘則應放在背部下方，也是盡量伸得越遠越好。

火能的感受

這項伸展運動本來就有極限，因此可以放慢、放鬆銳利又好強的火能特質。

頭部盡量不要承重。

放鬆喉嚨。

維持這個姿勢時，進行一次完全瑜伽調息。

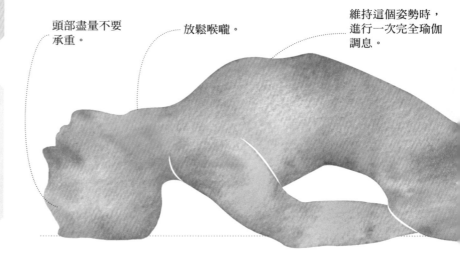

水能的感受

魚式具有疏通的功效，可協助清除任何累積的黏液（水能身體常有的狀況）。

> 「瑜伽招式會在出力
> 與放鬆、姿勢與對立姿勢
> 之間有節奏地輪替。」

頸部伸展

做完魚式後，可練習這個動作來釋放頸部的緊繃感。十指交扣放在後腦勺，前臂貼近耳朵。吸一口氣，抬頭，下巴往胸腔壓。吐氣時，慢慢把頭放回墊子上。

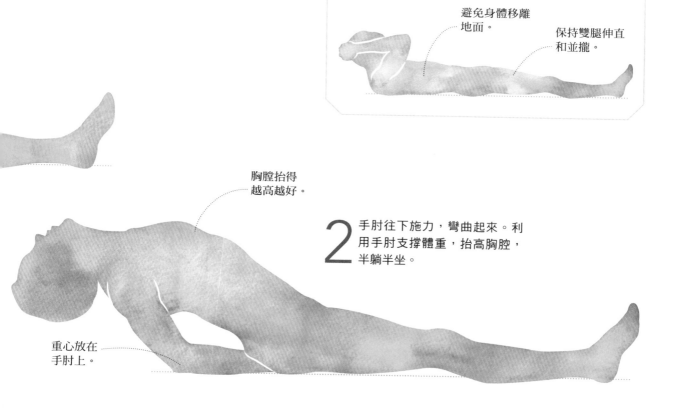

避免身體移離地面。

保持雙腿伸直和並攏。

胸腔抬得越高越好。

2 手肘往下施力，彎曲起來。利用手肘支撐體重，抬高胸腔，半躺半坐。

重心放在手肘上。

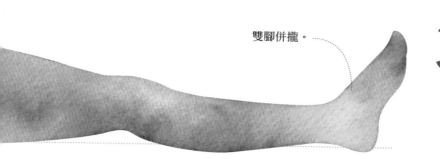

雙腳併攏。

3 若有辦法，可以慢慢把頭往後移動，碰觸地面，同時擴展胸腔。要結束這個動作，請稍稍把頭抬起，讓背部降到地上，以大休息式放鬆（見第160–161頁）。慢慢將頭左右轉動一、兩次，然後回到中間。

下一頁教你**坐姿前彎式** ≫

坐姿前彎式

坐姿前彎式可伸展背部從腳趾到頸部所有的肌肉，並按摩腹部。做完後，進行對立姿勢——反向棒式。

生理益處

- 恢復腿部和背部肌肉的柔軟度。
- 協助矯正嚴重的下背彎曲。
- 增強消化器官，調節胰臟。

風能的感受

風能屬性的人會發現維持坐姿前彎的姿勢有助於平衡他們常坐立不安的特質。

火能的感受

健美的火能身體腳筋常常很緊繃，因此坐姿前彎這個伸展腿部的招式可能會帶來挑戰性。

水能的感受

這個練習既會令人沉思，也會給予刺激，對水能的靜態特質會很有助益。

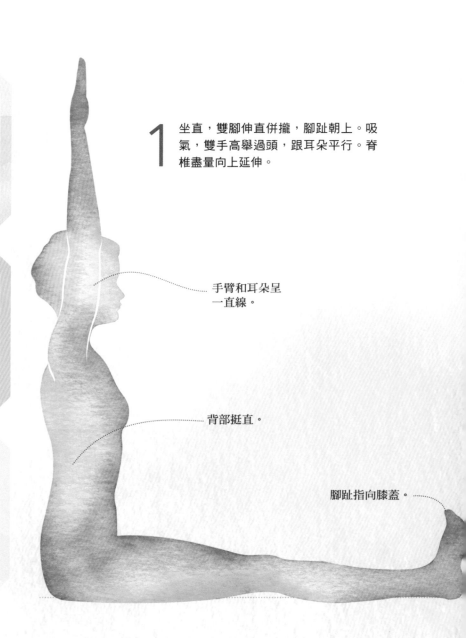

1 坐直，雙腳伸直併攏，腳趾朝上。吸氣，雙手高舉過頭，跟耳朵平行。脊椎盡量向上延伸。

手臂和耳朵呈一直線。

背部挺直。

腳趾指向膝蓋。

2 保持伸展姿勢，腹部內捲，吐氣時從骨盆處往前彎，胸部推向前，背部保持筆直。

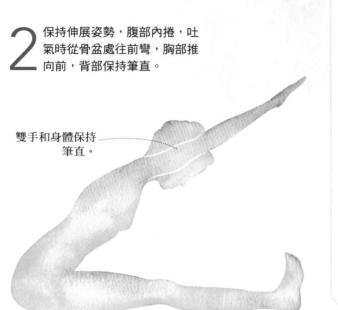

雙手和身體保持
筆直。

中階變化

如果步驟三對你來說不成問題，可以試著將腹部盡量貼近大腿。膝蓋要盡量保持筆直。

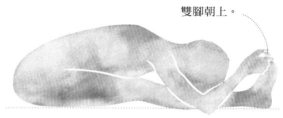

雙腳朝上。

3 往前彎到雙手碰觸脛骨、腳踝或雙腳，盡量伸展頭部和脊椎。手肘放輕鬆，釋放肩頸的緊繃感。緩慢地深呼吸。想像頭頂往腳尖移動。

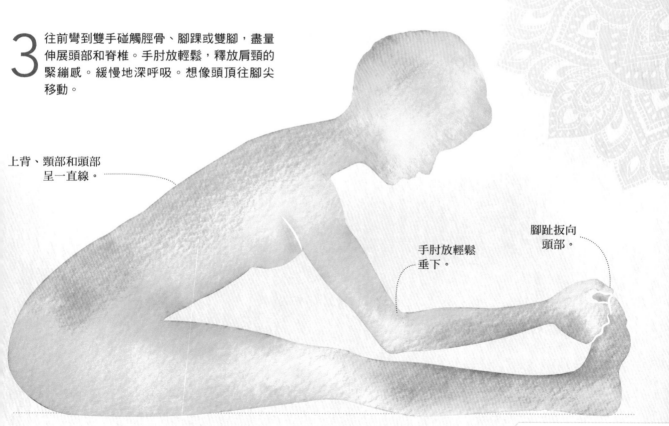

上背、頸部和頭部
呈一直線。

手肘放輕鬆
垂下。

腳趾扳向
頭部。

下一頁教你反向棒式 ≫

反向棒式

反向棒式為坐姿前彎式的對立姿勢,可收縮和強化在坐姿前彎式伸展到的肌肉。之後請以大休息式休息。

生理益處
- 加強平衡感。
- 強化下背、腿部和手臂肌肉。

風能的感受

風能的身體相對容易進入反向棒式,但要維持這個姿勢也比較難。

火能的感受

火能屬性的人應該嘗試把這個姿勢維持得比自己能夠承受的時間還久一點,探索自己的力氣和意志力有多強。

水能的感受

水能屬性的人要進入這個姿勢,可能需要額外的動力,但是他們天生強韌的手腕應能協助他們維持姿勢。

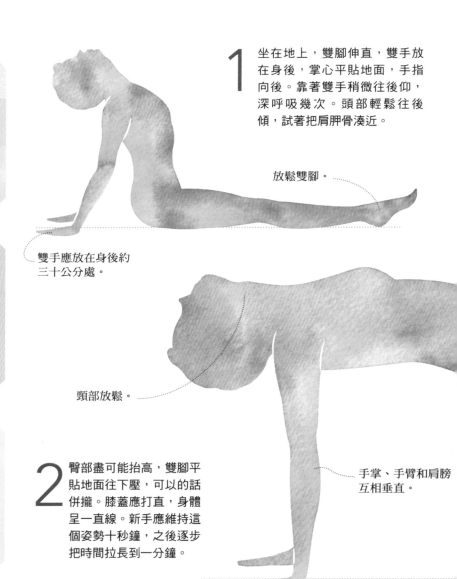

1 坐在地上,雙腳伸直,雙手放在身後,掌心平貼地面,手指向後。靠著雙手稍微往後仰,深呼吸幾次。頭部輕鬆往後傾,試著把肩胛骨湊近。

放鬆雙腳。

雙手應放在身後約三十公分處。

頸部放鬆。

2 臀部盡可能抬高,雙腳平貼地面往下壓,可以的話併攏。膝蓋應打直,身體呈一直線。新手應維持這個姿勢十秒鐘,之後逐步把時間拉長到一分鐘。

手掌、手臂和肩膀互相垂直。

中階變化

在步驟二吸氣，左腳筆直抬高。吐氣時，放下腳，動作再重複兩次。另一隻腳也做三次。

這隻腿伸直。

臀部抬高。

這隻腳平貼在墊子上。

雙手和肩膀應互相垂直。

雙腳與肩同寬。

雙手在身體兩側張開。

3 要結束這個動作，請坐下來，甩一甩手腕。雙手往前伸，慢慢往後躺。以大休息式放鬆（見第160–161頁）。

膝蓋打直。

「以舒服但穩固的方式維持招式。這需要很精密的肌肉控制。」

雙腳盡量不往外張開。

下一頁教你**眼鏡蛇式** ≫

眼鏡蛇式

緩慢地將脊椎一節一節上下伸展時,可以把自己想像成一條光滑柔軟的蛇。眼鏡蛇式做完後可以進行嬰兒式。

生理益處

- 重新喚起脊椎神經和肌肉的活力。
- 減緩經痛。
- 減緩脊柱後凸。

風能的感受

風能體質的人要小心別因為上背沒有在動就對下背施壓。

火能的感受

火能體質的人臂力很強,但應該讓手肘貼近身體靠腎臟的位置。

水能的感受

為了多一點動力,水能屬性的人應該想像這個招式是多麼能夠伸展胸腔、強化上背。

腳趾指向後方。

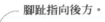

1　俯躺,雙腳併攏,額頭觸地,雙手平貼地面,掌心朝下。指尖應與肩膀呈一直線。

手肘彎曲,靠近身體,微微向上。

「脊椎有多柔軟,人就有多年輕。」

——中國諺語

雙腳併攏。

雙腿放鬆。

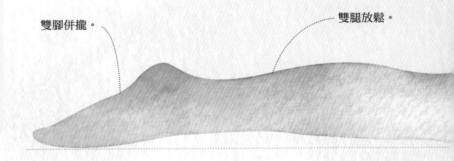

中階變化

步驟二完成後，雙手往下壓，頭部和胸部高高抬起。感覺壓力從頸椎、胸椎、腰椎一路往下移動到薦骨。臀部和雙腿始終貼地。手肘應微微彎曲，肩膀往下、往後、遠離耳朵。接著，照步驟二所說的結束這個招式。

伸展頸部。

重量放在雙手。

雙腳併攏。

2 吸氣，開始上下滑動頭部，根據背肌的力量彎曲你的脊椎。如果感覺疼痛，就減少出力，讓脊椎彎的弧度小一點，保持在舒適的伸展程度。一邊吐氣，一邊慢慢結束動作，先將背部拉直，頭部最後再放下，用額頭點地。

肩膀放鬆不聳肩。

臀部不要離開墊子。

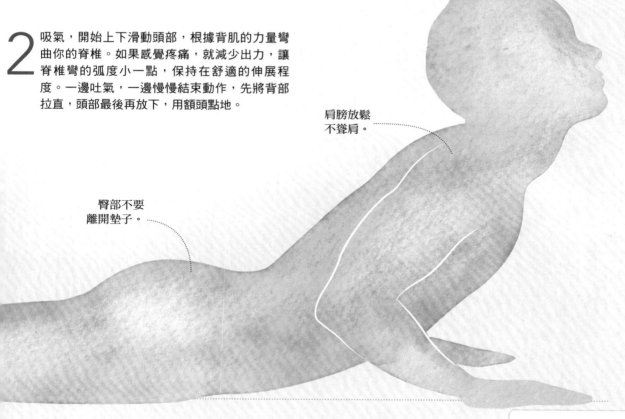

下一頁教你嬰兒式 »

嬰兒式

嬰兒式為向後伸展的眼鏡蛇式的對立姿勢,可為大腦帶來一股提神的血液,提供全新的活力,接著再接到駱駝式。

生理益處

- 伸展背部和臀部四周的肌肉。
- 溫和伸展脊椎。
- 放鬆頭部和肩膀。

風能的感受

這個被動的前彎動作可讓神經系統休息放鬆,因此對風能來說特別重要。

火能的感受

這個招式象徵謙遜。火能屬性的人應該延長吐氣的時間,享受以這個姿勢放鬆的感覺。

水能的感受

擁有特別結實的水能身體的人若將膝蓋分開,可能會覺得比較舒服。

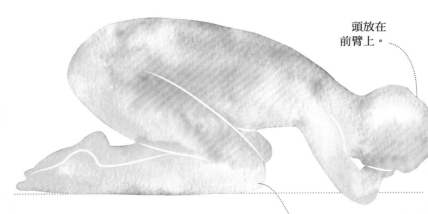

頭放在前臂上。

膝蓋分開。

1 坐在腳跟上,膝蓋微微分開。往前傾,手臂交疊放在前方的地上,臀部抬離腳跟。額頭放在交疊的手臂上。緩慢舒適地呼吸。

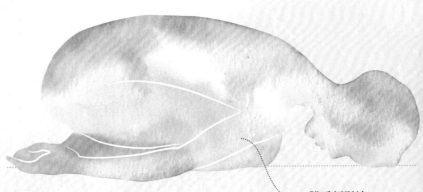

雙手輕鬆地放在身體兩側。

2 手臂伸到兩腿旁,雙手放在雙腳旁,掌心向上。往前傾,使額頭觸地。有節奏地深呼吸至少八次,再進行駱駝式。

下一頁教你**駱駝式**

駱駝式

這個招式會伸展胸腔和喉嚨的肌肉，也會強化腳筋和臀肌。完成後，請用嬰兒式休息至少八個呼吸的時間。

生理益處
- 伸展喉嚨與胸腔的肌肉。
- 強化腳筋和臀肌。

風能的感受

在充滿彈性的特質協助下，風能體質的人應試著優雅順暢地進入和結束這個招式。

火能的感受

火能的身體有強壯的大腿和臀部肌肉可抵抗地心引力強大的後拉力。

水能的感受

這個招式可改善呼吸，因此或許能夠清除水能身體容易堆積的黏液。

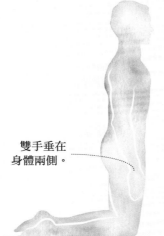

雙手垂在身體兩側。

用腹部進行有節奏的呼吸。

1 跪在墊子上，膝蓋和雙腳與臀同寬，雙手擺在身體兩側。緩慢而有節奏地呼吸。

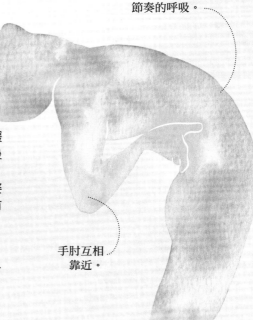

2 雙手支撐背部。吸氣，緩緩往後彎，先將頭部往後仰，再來是肩膀和胸腔，最後是下背。維持這個姿勢三十秒，同時緩慢而有節奏地呼吸。

3 吸氣，收縮腹部，將上半身重新抬起，結束這個動作。

手肘互相靠近。

下一頁教你樹式 ＞＞

樹式

樹式是第一個保持平衡的招式，而所有保持平衡的招式都要靠全神貫注來維持。請將重心在腳跟與腳趾之間移動，尋找平衡點。

生理益處

- 強化雙腳。
- 促進強壯的上背和開放的胸腔。

風能的感受

在樹式中保持平衡，可放慢風能屬性有時過快過急的衝動。

火能的感受

火能的身體可能會覺得這個招式太簡單，可以試著把一隻眼睛閉起來，添加一點複雜度。

水能的感受

平衡練習可為身體帶來輕盈感，對沉重的水能屬性來說特別有益。

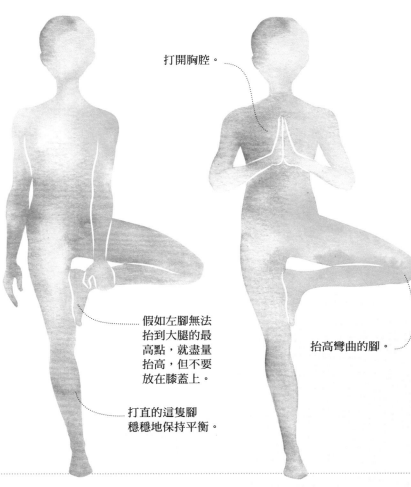

打開胸腔。

假如左腳無法抬到大腿的最高點，就盡量抬高，但不要放在膝蓋上。

打直的這隻腳穩穩地保持平衡。

抬高彎曲的腳。

1 站直，專注在眼前的某個點。用腹部緩緩呼吸，舉起左腳，放在右大腿上。

2 達到平衡後，不再抓著抬起的腳，雙手合十擺在胸前。持續有節奏地呼吸。

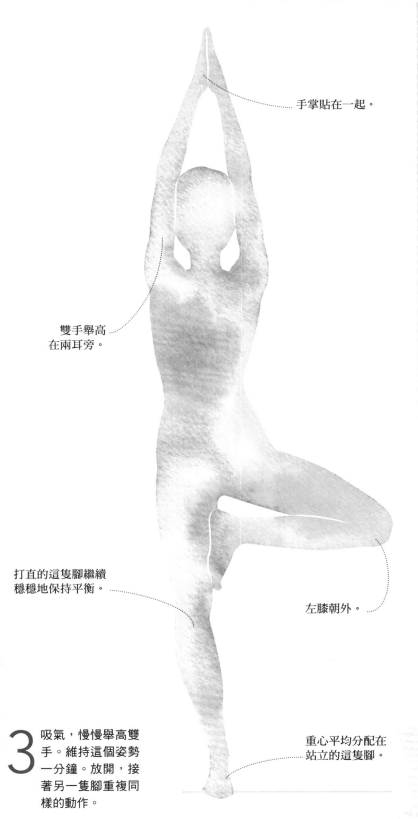

手掌貼在一起。

中階變化

如果你很熟悉樹式了，可以試著用一半的蓮花姿勢進行。像初階版本一樣，用手把腳擺好，準備好了就將雙手高舉過頭，掌心貼在一起。一邊維持這個姿勢一分鐘，一邊有節奏地呼吸，然後放開，另一隻腳重複同樣的動作。

跟初階版本一樣雙手合十。

雙手舉高在兩耳旁。

彎曲的腳穩穩放在另一隻腳的大腿最高點。

打直的這隻腳繼續穩穩地保持平衡。

左膝朝外。

3 吸氣，慢慢舉高雙手。維持這個姿勢一分鐘。放開，接著另一隻腳重複同樣的動作。

重心平均分配在站立的這隻腳。

下一頁教你**烏鴉式**　》》

烏鴉式

長久以來，瑜伽行者會用比較有挑戰性的平衡招式來培養肌力，烏鴉式便是這種增強力量的運動的完美例子。

生理益處
- 強化手臂、手腕和肩膀。
- 伸展手指、手腕和前臂的肌肉。
- 改善平衡感。

風能的感受
擁有輕盈敏捷的風能身體的人除非手腕格外纖弱，否則應該會覺得這個招式很簡單。

火能的感受
火能體質的人應該試著每次手肘多伸展一點、姿勢維持久一點。

水能的感受
水能身體本來就有強壯的關節，因此以水能為支配身體能量的人或許會發現這個招式比預期還簡單。

1 蹲下來，腳打開。肩膀移到膝蓋前面，手掌貼在前方的墊子上。手指張開，手腕轉向內，手肘彎向外。緩慢而有節奏地呼吸。

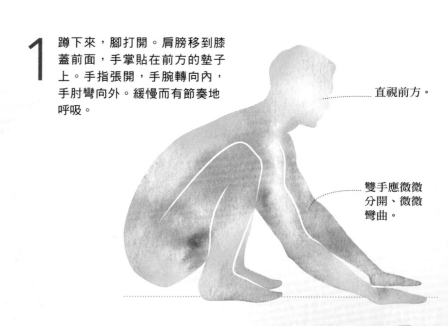

直視前方。

雙手應微微分開、微微彎曲。

稍稍抬起頭。

2 重心轉移到腳趾，盡可能抬高臀部，膝蓋緊緊靠著上臂。直視前方，持續用腹部有節奏地呼吸。

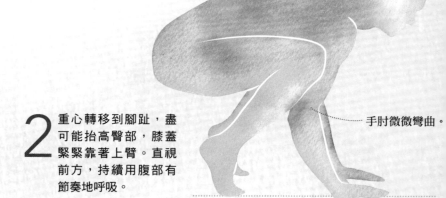

手肘微微彎曲。

「身體跟隨內心。」

——斯瓦米·悉瓦南達

中階變化

手腕夠強壯的話，可試試完整的招式。步驟三完成後，吸一口氣憋著，接著慢慢把重心往前移，讓腳抬離地面。保持平衡幾秒鐘，接著吐氣，回到步驟二。可以的話，維持這個姿勢三十秒，一邊有節奏地呼吸。

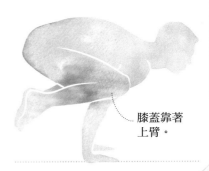

膝蓋靠著上臂。

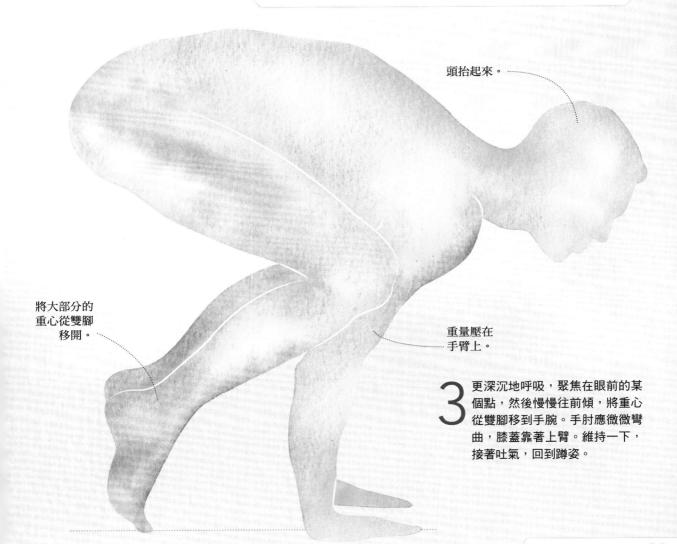

頭抬起來。

將大部分的重心從雙腳移開。

重量壓在手臂上。

3 更深沉地呼吸，聚焦在眼前的某個點，然後慢慢往前傾，將重心從雙腳移到手腕。手肘應微微彎曲，膝蓋靠著上臂。維持一下，接著吐氣，回到蹲姿。

下一頁教你坐姿扭轉式 》》

坐姿扭轉式

腰椎的部位不容易扭轉，所以你大部分是在轉動胸腔和頸部的位置。胸口打開、頸部挺直是做好扭轉的基礎。

生理益處

- 提高脊椎的柔軟度。
- 改善脊神經末梢的血液循環。
- 緩解便祕和其他消化問題。

風能的感受

坐姿扭轉式可釋放脊神經末梢的壓力，改善以風能為支配身體能量的人淺眠的問題。

火能的感受

由於脊椎旋轉會用到許多肌肉，這個招式對充滿野心的火能者來說是個令人愉悅的練習。

水能的感受

這個招式會用到很多肌肉，需要耐心才能做得正確，因此十分符合水能的本質。

1 坐直，雙腳伸直。彎曲左膝，將左腳放在右小腿外側。

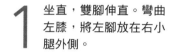

打開胸腔。

頭部、頸部和背部呈一直線。

用放在地上的那隻手支撐身體。

2 左手放在身後的地上，右手直直舉起。

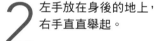

利用右手讓脊椎扭轉得更多。

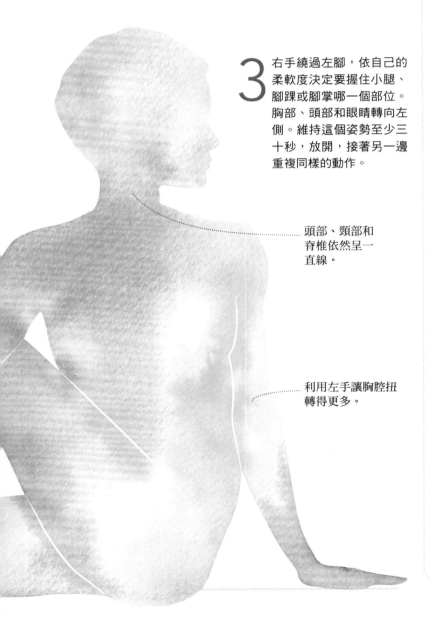

> *「練習瑜伽招式可以賦予生理、
> 心理和性靈的力量。」*

—— 斯瓦米・毗濕奴帝瓦南達

3 右手繞過左腳，依自己的柔軟度決定要握住小腿、腳踝或腳掌哪一個部位。胸部、頭部和眼睛轉向左側。維持這個姿勢至少三十秒，放開，接著另一邊重複同樣的動作。

頭部、頸部和脊椎依然呈一直線。

利用左手讓胸腔扭轉得更多。

中階變化

先從跪姿往後坐在腳跟上，接著側坐在地上，臀部位於腳跟右側。

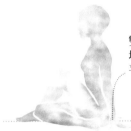

雙手擺在地上保持平衡。

1 左腳抬過右腳，放在右膝外側的墊子上，右腳腳跟移近臀部。

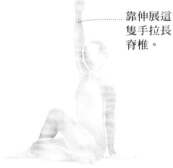

靠伸展這隻手拉長脊椎。

2 左手放在身後的地上，右手舉起。

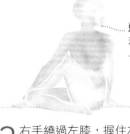

頭部、頸部和脊椎保持一直線。

3 右手繞過左膝，握住左腳腳踝，從左肩往後看。有節奏地深呼吸。

下一頁教你**三角式** »

三角式

三角式結合了平衡、加強力量與伸展。這是整個瑜伽練習的最後一個招式，完成後請接續本次練習最後的放鬆階段。

生理益處

- 強化脊神經和腹部器官。
- 促進腿部和臀部的柔軟度。
- 改善平衡感。

風能的感受

這個招式很適合風能的身體，因為它需要保持平衡，同時又需要專心進行深沉、有所控制的呼吸。

火能的感受

三角式會練到許多肌肉，對野心勃勃的火能特別有吸引力。

水能的感受

水能的身體天生耐力佳，因此可以享受這個招式對平衡與力氣的要求。

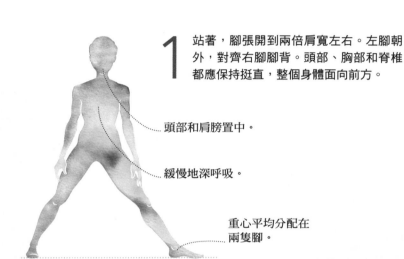

1 站著，腳張開到兩倍肩寬左右。左腳朝外，對齊右腳腳背。頭部、胸部和脊椎都應保持挺直，整個身體面向前方。

頭部和肩膀置中。

緩慢地深呼吸。

重心平均分配在兩隻腳。

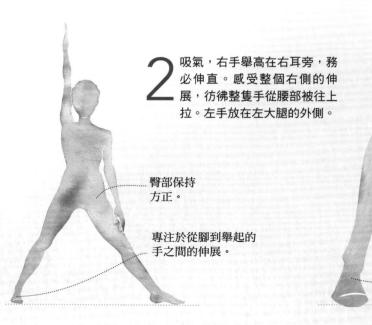

2 吸氣，右手舉高在右耳旁，務必伸直。感受整個右側的伸展，彷彿整隻手從腰部被往上拉。左手放在左大腿的外側。

臀部保持方正。

專注於從腳到舉起的手之間的伸展。

> 「一公克的練習勝過
> 無數噸的理論。」
>
> ──斯瓦米・悉瓦南達

退而求其次

如果在步驟三碰不到腳,請在吐氣時彎曲左膝,
身軀彎向左邊。每次練習都稍稍減少膝蓋彎曲的
程度,直到可以舒服地把腿伸直完成步驟三。

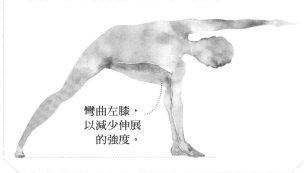

彎曲左膝,
以減少伸展
的強度。

臀部、軀幹和手臂
應呈一直線。

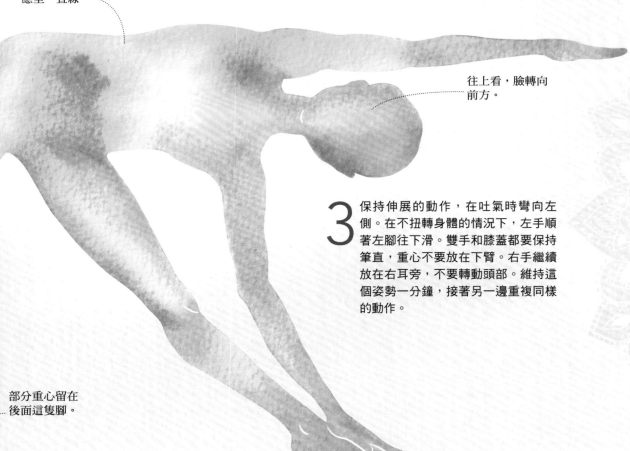

往上看,臉轉向
前方。

部分重心留在
後面這隻腳。

3 保持伸展的動作,在吐氣時彎向左
側。在不扭轉身體的情況下,左手順
著左腳往下滑。雙手和膝蓋都要保持
筆直,重心不要放在下臂。右手繼續
放在右耳旁,不要轉動頭部。維持這
個姿勢一分鐘,接著另一邊重複同樣
的動作。

下一頁教你積極放鬆 »

積極放鬆

在短暫的活躍肌肉收縮之後，接著突然完全放鬆肌肉，可以清除體內許多隱藏的緊繃感。下面的積極放鬆練習應該放在最後放鬆階段的第一部分。

進行大休息式

仰躺，雙手和雙腳微微分開，放輕鬆。身體盡量左右對稱。背部觸地，雙腳伸直但不出力。腳趾放鬆，讓腳掌自然地往外側倒。

手臂離身體 45 度，雙手放鬆，掌心朝上，手指微彎。閉上眼睛。整個身體應該是完全放鬆的。

把注意力放在腹式呼吸，留意每次吸吐腹部產生的起伏。呼吸時氣流安靜地通過鼻腔。

1 吸氣，右腳抬離地面五公分。一邊閉氣，一邊把注意力放在抬升的肌肉上。吐氣，把腳放回地上。緩慢地呼吸，感受右腳深沉的放鬆。左腳重複同樣的動作。

2 吸氣，雙手握拳，抬離地面五公分。維持這個姿勢一下子。吐氣，把手放回地上。吸氣，雙手張開，抬離地面。維持這個姿勢一下子。吐氣，放下手臂，放鬆。

雙腳往外倒。

「放鬆得越深沉，
復原的氣越多。」

風能的感受

在瑜伽招式之間所進行的短暫放鬆的保護下，這最後的放鬆將讓風能敏感的神經平靜下來。

火能的感受

這最後的放鬆練習所帶來的沉思情緒將平衡火能銳利的特質。

水能的感受

在最後的放鬆之後，以水能為支配身體能量的人會經歷全新的輕盈感，並可藉由調息加以維持。

3 吸氣，擠壓臀肌，稍稍抬離地面。一邊閉氣，一邊抬臀。吐氣，讓臀部再次回到地上。

4 吸氣，抬起胸腔。閉氣幾秒鐘。吐氣，胸腔下降，上背回到地面。

5 吸氣，肩膀往耳朵移動。閉氣幾秒鐘。吐氣，放鬆肩膀。

6 吸氣，用力擠壓臉部肌肉。閉氣幾秒鐘，接著吐氣放鬆。

7 吸氣，張開嘴，吐出舌頭，往上看。閉氣幾秒鐘，接著吐氣放鬆。

8 吸氣，輕輕把頭轉向一邊。吐氣，把頭轉向另一邊。重複這個動作數次。頭部始終沒有離開地面，下巴稍微點向喉嚨，讓脖子更放鬆。

用腹部緩慢溫和地呼吸。

放鬆手掌與手指。

下一頁教你**透過自我暗示放鬆** »

透過自我暗示放鬆

自我暗示是肉身接受心智所投射的某個概念（這裡指的是放鬆這件事）的過程。進行這個練習時，請繼續以大休息式（見第 160–161 頁）躺著。這是整個瑜伽練習的最後一個練習。

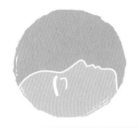

身的放鬆

🕐 時間：**7–10分鐘**

使用腹部進行幾次緩慢而有節奏的呼吸，花七到十分鐘做這個自我暗示的練習。

1 在腦海中清楚看見自己的腳，想想地心引力下拉的力量，在心裡命令雙腳：「我在放鬆我的腳，我在放鬆我的腳，我的腳放鬆了。」

2 慢慢往上移動，在腦海中一個一個想像身體的不同部位，一邊想想地心引力的拉力和有節奏的呼吸，一邊命令該部位放鬆。從腳踝開始，一路移動到頭皮。

3 最後，放鬆體內器官。一次放鬆一個器官，想像出器官的樣子，緩慢呼吸，然後命令它放鬆。從腹部器官開始，接著慢慢移動到大腦。利用潛意識傳遞放鬆的指令。

心的放鬆

🕐 時間：**1–2分鐘**

不必要的擔憂造成的心理緊繃會比生理緊繃用掉更多精力。你可以運用這個方法釋放壓力。

1 在放鬆內心時，請緩慢而有節奏地呼吸一到兩分鐘，專注在呼吸上。

2 慢慢地，你的心會平靜下來，你會出現某種飄飄然的感覺，彷彿自己輕如鴻毛──你會感受到平靜與喜悅。

自我暗示與心靈

自我暗示很重要，可提升瑜伽練習為心理層面帶來的好處。進行調息和招式時，中間穿插短暫的放鬆，能改善過動（激性，見第166–167頁）或倦怠（惰性）的情形，促進內心的和諧（悅性）。練習自我暗示可以放大這個效果，讓內心保持平衡更久。勝王瑜伽（下一章的內容）會深化自我暗示的益處。

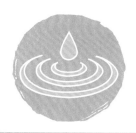

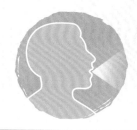

靈的放鬆

🕐 **時間：4–5分鐘**

要消除一切的緊繃和憂慮，唯一的方法就是達到靈的放鬆。以下說明如何實踐。

1 想像一座靜謐清澈的湖泊，並把流動的思緒和感受想成水面上的漣漪。

2 讓這些思緒的波紋漸漸消退，只剩下最內在的自我擁有的深沉持久的平靜，就好比穿越平靜清澈的湖水，就能看見湖底一般。

最終放鬆

🕐 **時間：1–2分鐘**

放鬆的最後一個元素就是咒語，可以為身心創造振動和諧。

1 進行靈的放鬆幾分鐘之後，腦袋自然又會開始動起來。深呼吸數次，開始動動手和腳。

2 接著，雙手伸到頭部後方。慢慢坐起來，盤腿，誦念「唵」這個普世聲音三次，結束這次練習。這能幫你在接下來這一天維持身心靈的放鬆。

> 「放鬆期間幾乎不會消耗能量，
> 因此會有大量精力被貯存保留起來。」

——斯瓦米・毗濕奴帝瓦南達

正念思考
與冥想

POSITIVE THINKING AND
MEDITATION

「噢，黑天，心靈確實是躁動、混亂、強大、
不屈從的，就跟風一樣難以控制。」

——《薄伽梵歌》

阿育吠陀與心靈

這一章講到了勝王瑜伽，運用正念思考和冥想的方式幫助我們使內心平靜，專注達到平衡與平靜的狀態。三特質可協助我們認識心靈的運作。

三特質

根據阿育吠陀和瑜伽經典，心智是一個微妙的氣場，不斷地在對肉體感官接收到的資訊做出反應。三特質——悅性、激性和惰性——便是心靈的三種能量，可以透過調息和招式達到平衡，再運用心智練習深化該平衡。

保持心靈健康

我們透過飲食和運動來影響肉體，心靈則是透過我們吃下的食物（見第 64–65 頁的「悅性飲食」一節）或者受到我們從朋友、家人、老師或文化接收到的資訊所影響。心靈固有的特質是悅性，清澈且和諧。然而，經歷負面的想法或情緒（如貪婪和恐懼）或是吃了不健康的飲食，心靈就會失去純潔的特質，變成激性（躁動不安）或惰性（倦怠抗拒）。

一個人的心理健康要視他的內心培養了多少悅性而定。激性和惰性占上風，常會導致心理問題。瑜伽和阿育吠陀的目標是要讓悅性成為內心占優勢的特質。本章談到的正念思考與冥想可以消除激性和惰性、增加悅性，使心靈平靜和提升。

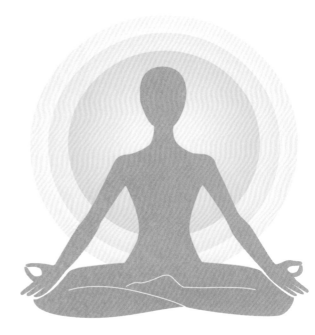

悅性
（和諧與清澈）

這是和諧與清澈的能量，可帶來穩定、知足和寧靜，同時揭露真理，讓我們感到平衡強大。悅性在健康的心靈裡具有優勢。在悅性的影響下，一個人可能：

- 適應力強
- 能言善道
- 充滿熱忱
- 正向
- 勇敢
- 獨立
- 聰明
- 有同理心
- 冷靜
- 知足
- 專注
- 謙遜

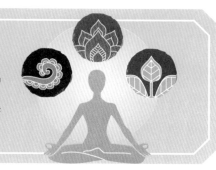

三特質與三身體能量

無論一個人體質的支配身體能量是什麼，他都應該試著增加悅性，讓心靈保持健康。然而，身體能量和特質確實會一起影響一個人的性格。例如，體質中以風能為主的人充滿悅性時會滿懷熱忱，充滿激性時會焦慮不安，充滿惰性時會情緒憂鬱。

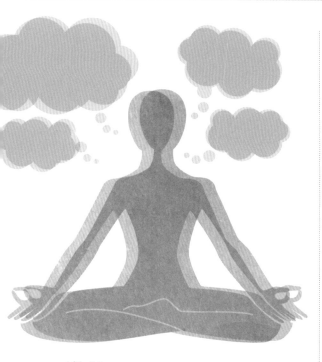

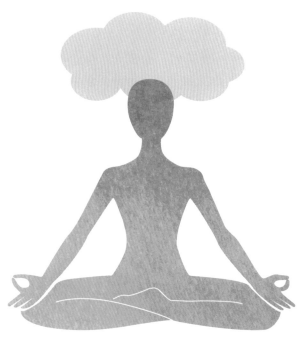

 ## 激性
（活動與躁動）

這是活動、躁動、擴張和熱情的能量，想做出改變會需要它，但它也可能讓我們誤以為快樂是由外在的愉悅帶來的。過多的激性會導致過動，造成緊繃和疲憊。在激性的影響下，一個人可能：

- 焦慮
- 猶豫
- 浮躁
- 不可靠
- 攻擊性強
- 愛批判
- 愛操控人心
- 虛榮
- 控制不了某些行為
- 依賴
- 嫉妒
- 物質主義

 ## 惰性
（遲鈍與矛盾）

這是遲鈍、矛盾和黑暗的能量，是無知的力量，讓我們抗拒正面改變，對自己和他人的福祉漠不關心。過多的惰性會導致倦怠。在惰性的影響下，一個人可能：

- 憂鬱
- 不老實
- 容易成癮
- 順從
- 具毀滅性
- 無趣
- 仇恨心重
- 愛批判
- 漠然
- 倦怠

監管心靈

心靈是一種微妙的個體，受到三特質的影響，就像肉體一樣必須好好照顧。這個練習可以幫你監管你的心理狀態，更了解進入內心的雜念本質。

保持動力

　　有時候，要讓自己有動力去做那些促進健康的日常習慣很困難。通常，缺乏動力是潛意識的信念所造成的，而讓這些信念深植於內心的，是我們這一生接收到的資訊和制約。然而，光是知道我們擁有這些信念或甚至知道我們的心靈受到這些制約，是不足以克服這些阻礙的。我們必須鼓起勇氣深入直視自己的心靈。

深沉內省

　　內省是勝王瑜伽的一部分。第一步就是發覺自己確實受到制約（這件事我們可能只隱隱約約明白）。這些制約一部分可能來自遙遠的過去（阿育吠陀和瑜伽哲學甚至認為可以追溯到前世），其他的則是來自教育我們的人、我們的親友和我們的文化。

　　我們也必須覺察自己的心理狀態，也就是激性（躁動）和惰性（抗拒）是否占上風。我們越常投入這項練習，就越能明白這份覺察有多重要。因為，心理會影響生理，體內的細胞時時刻刻都受到內心的想法所影響。

培養對心理狀態的覺察力

舒服地坐在一個安靜的空間，閉上眼睛，背部打直。深呼吸幾次，然後開始。

1　放鬆心靈。把注意力放在身體和呼吸上，專注於當下。

2　轉換內在的心理焦點，想像出一個開闊的空間或一座沒有波浪的湖泊。

3　試著觀察你的心靈，覺察各種想法和情緒的品質與本質。

4　看見任何負面或令人不安的雜念時，不要加以驅散。專注在呼吸上即可。

5　想像自己在吐氣時把腦中所有的負面想法吐出去。

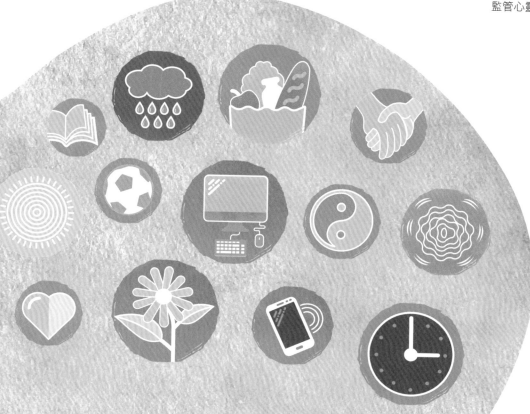

「成為自己想法的見證人。

你會享受永恆的寧靜。」

——斯瓦米・悉瓦南達

觀察進入腦中的各種想法的本質，想想它們是屬於悅性（和諧）、惰性還是激性。

下一頁會談到心靈與自我

心靈與自我

阿育吠陀告訴我們，我們不是我們的心靈，而是另一個獨立的意識，又稱作「自我」。這個練習會幫助你開始明白心靈與意識之間的區別。

什麼是自我？

瑜伽和阿育吠陀教導我們，疾病的根源來自於我們不了解自己真正的本質。我們或許會認為，我們是由一個實質的身體和心靈所組成，但其實不是如此。我們的本質是意識，也就是「自我」。自我是一個沉默的見證人，利用心靈在充滿形體的世界裡把自己表達出來。

唯有當你明白你不是你的心靈（就好比你不是你的身體），才不會再錯把內心的情緒和習慣當成自己。瑜伽和阿育吠陀最終的目標不是要控制心靈（那是一場贏不了的仗），而是要化除內心的想法和內容，這樣我們才能經歷自己真正的本質（純粹的意識），進入終極喜樂的狀態。

知道心靈與自我的區分背後的理論很簡單，但真正的實現卻要花很久的時間才能達成。

「冥想時，可能有一些不相干
的雜念會進入腦海中，
忽略它們就好，它們會走的。」

——斯瓦米・悉瓦南達

脫離心靈

這個練習會幫助你接受你跟你的心靈有所區別的這個觀念。找個安靜的地方，以舒服的姿勢坐著。深呼吸幾次，然後開始。

1　一邊有節奏地呼吸，一邊檢查全身是否有緊繃的地方。

2　在內心創造出一個空間，想像肉體和思緒之間有一個空間。

3　看著你的思緒不間斷地來來去去。心靈就像猴子，會用難以控制的方式從一個念頭跳到另一個念頭。仔細注意思想的跳動是多麼不受控制，然後當一個不為所動的見證者，觀察你的心靈。

4　明白一件事，那就是觀察思緒的你跟那些思緒本身是不一樣的。

5　在心裡反覆地說：「我看見了自己的思緒，因此我不是我的思緒。」

6　感受明白這一點以後，隨之而來的將會是平靜與開闊。

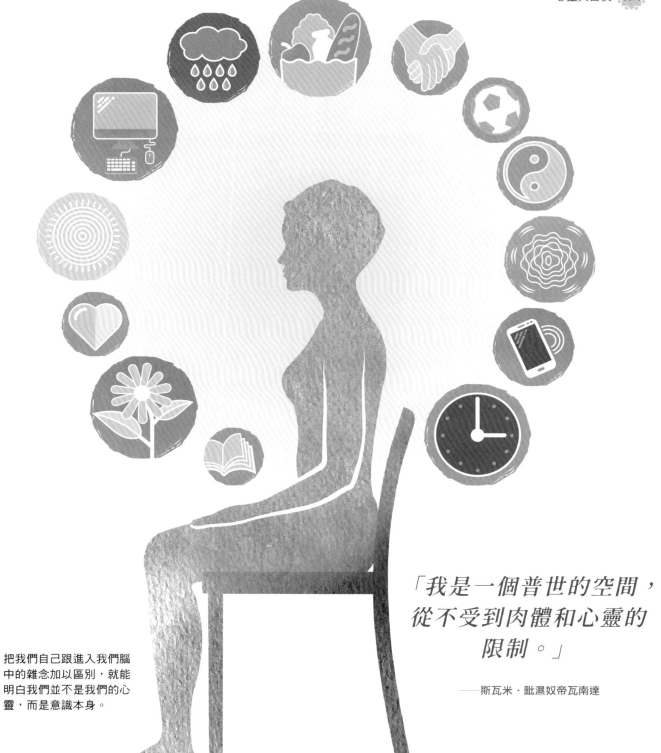

「我是一個普世的空間，
從不受到肉體和心靈的
限制。」

——斯瓦米·毗濕奴帝瓦南達

把我們自己跟進入我們腦
中的雜念加以區別，就能
明白我們並不是我們的心
靈，而是意識本身。

正念思考

現在我們知道心靈是怎麼運作的，就可以來檢視一些透過增加悅性以緩和、平衡與提升心靈的練習。首先，我們要練習擁有正面的感官體驗和正面想法，沉浸在正念之中。

正面感官體驗

正面的經歷會在我們心中留下好的印記，增加悅性（和諧）。以下舉出幾個擁有正面感官體驗的例子。你應該盡量常做這些事，可能一個星期一次或更多。

- 自己到樹林或鄉村散步，跟五大元素產生連結，像是厚實的大地和溫暖的太陽。留意到四周的無垠空間，讓心靈跟著變得廣大無邊。
- 欣賞畫廊裡一件特別吸引你的美麗藝術作品，讓眼睛好好汲取那些豐富的色彩與線條的力量。
- 聆聽性靈音樂，例如誦念咒語的錄音。感受這段音樂本身的力量將你的心靈往內拉，讓你接觸最為至高的聲音——靈魂的沉靜無聲。

我們也可以限制使用手機或電腦的時間，或至少審慎挑選觀看和聆聽的內容，減少從媒體接收到的激性或惰性印記。

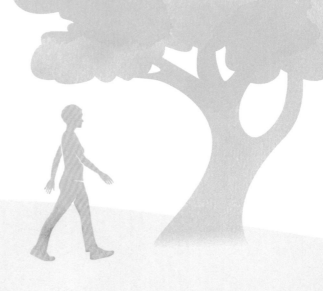

「思想是一股動態的力量，會塑造你的命運。永遠都要懷有純潔高貴的思想。」

——斯瓦米・悉瓦南達

正面想法

　　沉浸在正念之中的第二種方式是正念思考。這個練習要你專注改善內在世界的品質，不理會外在環境。

　　這一點很重要，因為掛念著外在的渴望會讓我們一直處於「想要」的狀態，帶來空虛和挫敗感。只有建立起正面的內在世界，我們才能找到永恆的知足。

運用正面肯定

　　選擇一、兩個正面的肯定句——或全部都拿去用也可以。每天重複這些話三次，分別在起床後、白天方便的時候以及就寢前。緩慢、清晰、堅定地說出這些話，心情放鬆，就像在跟朋友講話一般。不要期盼立刻就有成效。

我的意志純淨
且難以抵抗。

我的心靈如同一座
沒有波浪的湖泊，
清澈平靜。

我的心充滿對
生命的感恩。

發生的一切都是
為了我好，要讓
我強壯和覺察。

我的心充滿對
萬物的同情。

我接受真實
的自我。

我敞開心胸，
接受更高自我
的光芒。

我服從內心
的自我。

我沒有做任何事，
我是上天的工具。

我敞開心胸，接受更高
自我（或上天）的指引。

提升價值觀

正念思考不只是運用肯定句而已。勝王瑜伽也鼓勵我們培養
對自己和他人的正面態度，藉此提升心靈。

靠我們的行為
增進悅性

　　為了培養悅性（和諧），
我們必須在性格方面下工夫。
因此，我們一定要遵循法的原
則，過著正確的生活（見第 8
頁）。我們必須明白，我們跟
別人不是分開的個體，而是同
一個整體的一部分，所以我們
對別人做的事情，也是在對自
己做。有十個倫理行為我們可
以試著遵循。

實行方式

從這裡列舉的行為中挑選一個出來，
系統化地持續實行一個月。比方說，
你選擇實行「不做出傷害」，接著就
做下面這些事：
- 算算看你一天付諸暴力幾次（無論
  是說了難聽的話、生氣或產生傷人
  的念頭）。
- 思考你能夠用哪些行為取而代之。
- 想想有哪個人是拒絕暴力的榜樣。
- 自己做出這個決定：我選擇永遠心
  平氣和。
- 思索和平行為的好處。

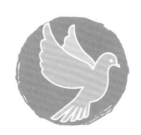

1 不傷害

做出為他人好的事情，祝福他人，不
透過想法、文字或行動造成傷害。斯
瓦米·悉瓦南達說：「願萬物都好，這
顆使心靈純淨。」

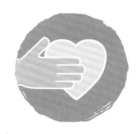

2 誠實

對自己誠實是必要的，否則我們便無
法深刻內省。對他人誠實也是必要
的，因為尊重我們自己的價值觀是心
靈健康的基礎。

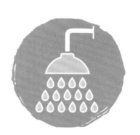

6 保持潔淨

潔淨的身體可以透過瑜伽招式、飲食
（素食最為理想）和日常衛生（見第
34–35 頁）達成。要讓心靈潔淨，得
避免惰性印記，不要沉迷八卦、批評
和負面思考。

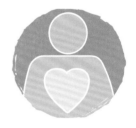

7 知足

知足就是感恩並願意善用生命所賜予
我們的一切。你需要有耐心，知道改
變是快不得的，練習的成果需要很長
的時間才會顯現。

「深沉思考、正確抉擇、謹慎做事、
真誠說話、適當行為，
這樣你就會平靜和成功。」

—— 斯瓦米・悉瓦南達

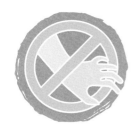

3　不偷竊

拿走屬於他人的東西，會使心靈產生惰性（抗拒）。智慧財產、物質財產都算在內，同時也要小心不要向這個世界索取太多卻不予以回報。

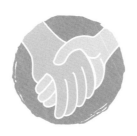

4　性慾適度

阿育吠陀和瑜伽哲學教導人們性要適度，這樣性能量便能累積起來，轉移成心理力量。完全的實行（即轉移所有的性能量）只有透過有系統的瑜伽練習才做得到。

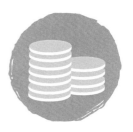

5　生活節制

貪戀物質財富會讓我們無法與自我連結，而擁有太多財物所造成的雜亂，則讓心靈難以平靜。心存感恩地接受自己擁有的一切，不要拿取比自己所需要的還多的東西。

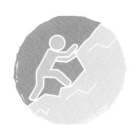

8　自律

要實現完全的心理健康，獲得永恆的和平與喜悅，是一個崇高的目標，因此需要做出很多犧牲。想要做到這點，就必須有專注在目標上和面對人生挑戰的自我紀律。

9　精進自我

閱讀性靈書籍、聆聽振奮人心的演講、反覆誦念咒語，都能滋養心靈。這跟累積知識無關，而是要對自我有更多的認識。

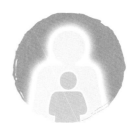

10　臣服

光靠意志力並不足以打破恐懼和無知的模式，所以我們必須接受幫助，放開心胸接納我們所能信任的崇高力量，無論是神明或性靈導師。

冥想練習

冥想超越正念思考，讓我們知道我們其實已經擁有所需的一切，透過在內心創造空間與沉默，我們可以經歷真實自我的寧靜與喜樂。

冥想方法

　　冥想要求你把注意力聚焦在單一事物上。每天請練習二十到三十分鐘。找一個乾淨、安靜的地方（雜亂骯髒的環境會使人分心），舒服地坐著，背部挺直，然後開始。

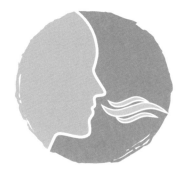

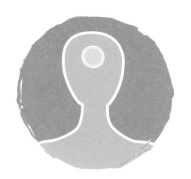

1 專注在呼吸上。先緩慢地深呼吸幾次，誘發神經系統的放鬆反應。

2 把注意力放在第三眼或胸腔正中央（下圖），讓心靈接地，開始輸送其能量。

3 把呼吸放慢到最小的速度，安靜地吸吐氣三到四秒。明確指示內心慢下來，放輕鬆。

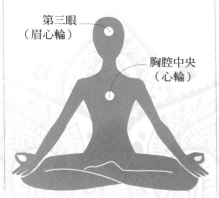

第三眼
（眉心輪）

胸腔中央
（心輪）

「不要強迫你的心冥想。
先了解心靈，研究三特質，
這樣冥想才會順利容易。」

——斯瓦米‧悉瓦南達

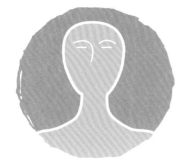

4 專注在你選定的事物上。從下面這幾個主題挑選：

讓你感到振奮的東西，如一束光、一個開闊的空間、一朵花或甚至是大海。

選擇一句咒語，可參考第178－181頁不同類型的咒語範例和使用方法。

你的內心：觀察你的思緒，但不做出反應，即使有些是負面或令人不安的。

5 冥想練習結束前，心存感恩並／或替這個世界短暫禱告。

進步的跡象

進步與否不見得跟有沒有成功專注或冥想期間有沒有發生特殊經歷有關。那一天的感受才是讓你知道自己進步的主要判斷依據：

- 你的思慮大體上變得比較冷靜、正向與平衡。
- 你的情緒變得比較穩定，屬於悅性。
- 你會想要服務別人。
- 你變得比較能寬容、同理別人。
- 面對變化時，你變得比較能適應和調整。
- 你會擁有更寬闊的人生觀。
- 你變得比較能接受人生和自己。

咒語的力量

冥想最困難的地方就是維持專注力，且維持得越久越好。思緒很容易有分心的狀況，而咒語是防止這種事發生的好用工具。

心理益處

- 清潔、舒緩、活化心靈。
- 將心靈轉而向內，並使心靈純潔寧靜。
- 將自私的情緒昇華，轉變成愛。
- 讓人明白跟生命源頭有所連結的一切萬物都是一體的。

什麼是咒語？

咒語對心靈來說，就像瑜伽招式對身體一樣，可以正面改造和轉變之。咒語可能是一個聲音或一句話，使用方式很簡單，只要大聲、小聲或在心裡反覆發出這個聲音或念出這句話就可以了。重複咒語可以帶給心靈能量，而說出咒語所產生的振動則會壓過並化除負面的思想模式，以正面的思想模式取而代之。

反覆誦念咒語需要耐心，而且一個咒語可能需要誦念好幾千次，它的力量才會釋放出來。這就好比生火，你必須不斷加柴，火焰才會越燒越旺。

咒語分成很多種（見第 180–181 頁）。跟老師學一句咒語的發音通常是最好的做法，因此你可以從「唵」這種簡單的咒語開始練習。

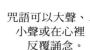

咒語可以大聲、小聲或在心裡反覆誦念。

> 「這個保存在我們意識場域的聲音可以讓我們自由。」

——咒語典

風能的咒語練習

體質擁有很多風能的人應
緩慢反覆誦念咒語,讓過
動的性情冷靜下來。

火能的咒語練習

為了跟銳利的特質抗衡,
體質擁有很多火能的人,
應懷著崇敬的心反覆誦念
咒語。

水能的咒語練習

以水能為支配身體能量的人
反覆誦念咒語時速度最好
要快,一開始可以大聲念
出來,驅散任何倦怠感。

反覆誦念咒語

　　咒語練習應該每天進行二十到三十分鐘。首先,找個乾淨安靜的
地方,以舒服的姿勢坐著。如果能先沖澡、換上乾淨的衣物,是最理
想的。第 180–181 頁會告訴你該使用哪一個咒語。

1
放鬆

閉上眼睛,專注
在呼吸上,放鬆
身心。

2
專注

專注在當下,
不去想過去和
未來。

3
重複

反覆默念咒語。

4
同步

讓咒語的誦念與
呼吸同步。

5
意義

把注意力放在咒語
的聲音、意義或與
它有關的神祇上。

咒語和心理健康

阿育吠陀體系認為,咒語可以有效解決心理健康的問題。咒語本身
的能量可破壞負面思考模式,不用分析造成這些模式的問題出在哪
裡。以談話為主的心理治療法通常會需要把問題講開,這樣或許能
讓我們更明白問題的本質和根源,卻不見得會賦予我們超脫和前進
的力量。

下一頁教你選擇咒語 》》

選擇咒語

挑選想要使用的咒語時，大體上是憑直覺的，你可能被某個咒語的聲音所吸引，或是喜歡某個咒語代表的神祇。你可能也會選擇說出口時聽得順耳、感覺很對的咒語。

咒語的兩種主要類別為無形體咒語和有形體咒語，使用方式一樣。挑一個，然後系統化地使用，可以在練習冥想時反覆誦念，也可以在一天當中的其他時間隨時使用，使心神獲得專注與提升，不受到激性（躁動）和惰性（抗拒）的負面能量干擾。

> 「隨時隨地誦念咒語，
> 讀書、玩耍和工作的時候也好，
> 吃飯和休息的時候也好。
> 咒語是一切靈感和力量的來源。」

——斯瓦米・悉瓦南達

無形體咒語

這些咒語所產生的強大振動會啟動脈輪（身體的能量中心，見第176頁），進行調整，就像給樂器調音一樣。結果便是一種內在的啟蒙，讓我們明白我們跟龐大的宇宙之間是有連結的。

唵
創造的聲音

唵這個聲音可帶來靈感與直覺。大部分的咒語都是以唵開頭，但是你也可以單獨誦念這個音。斯瓦米・悉瓦南達說，唵是「你的精神糧食……從唵獲取能量、仰賴唵、冥想時把注意力放在唵，你會得到至高的知識。」

梭吽
氣息的精華

這個咒語的聲音很容易跟呼吸同步（吸氣時說「梭」，吐氣時說「吽」）。它能喚醒辨別的力量，一再重申我們不是我們的外在形體，而是這個外在形體的見證者和暫住者。

有形體咒語

這些咒語透過神祇作為媒介，把我們跟內在的自我連結起來。在印度教裡，每一個神祇都是宇宙間某種力量的擬人化形象，例如濕婆便象徵轉變。辨識這些力量並與之連結，對心理療癒有很大的助益。

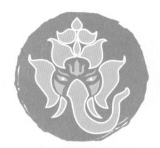

唵干嘎那巴達耶南嘛

神祇：**象頭神**

神祇的象徵：**移除阻礙**

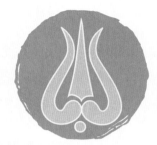

唵南嘛濕婆耶

神祇：**濕婆**

神祇的象徵：**轉變**

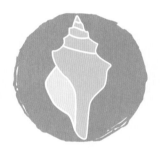

唵南無那拉衍那耶

神祇：**毗濕奴**

神祇的象徵：**慈愛與和平**

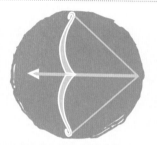

唵師利羅摩耶南嘛

神祇：**羅摩**

神祇的象徵：**責任與和諧**

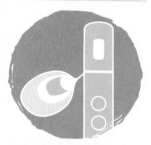

唵南無巴嘎伐底伐速底伐耶

神祇：**黑天**

神祇的象徵：**喜悅與愛**

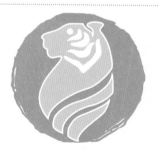

唵師利突伽耶南嘛

神祇：**難近母**

神祇的象徵：**神聖的保護與正義**

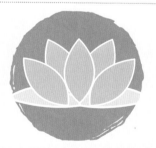

唵師利摩訶樂濕彌耶南嘛

神祇：**吉祥天女**

神祇的象徵：**美、大方、豐饒**

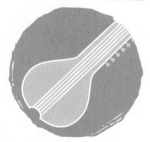

唵娑羅室伐底耶南嘛

神祇：**辯才天女**

神祇的象徵：**創造**

行動瑜伽

冥想時要保持專注，是一個很大的挑戰。想在這些情況下提高專注力和增加悅性（和諧），實踐無私服務的行動瑜伽是個好方法。

透過無私的服務使心靈達到平衡

行動瑜伽要求一個人做出服務他人的行為，不期待得到物質收穫、認可或名譽。也就是說，必須為了行動本身而做出這個行動。

把注意力從自己轉移到他人身上，能讓心靈擺脫以自我為中心的思考模式。此外，這個過程也能使心靈達到平衡，因為我們可以擺脫心理問題最大的源頭，也就是自我意識（這會產生一種我們跟他人有所區別的感覺）。當我們敞開心胸體悟其他萬物（人類、動物或甚至是這整個地球）的苦難，我們就能帶著同情心和同理心理解他們。這能提升我們的心靈、打開我們的心胸。畢竟，人生的目的不只是促進個人的福祉，還要透過個人來表達更崇高的意識。所以，法（即正確生活的義務）是為了萬物的福祉而服務。這會給我們永恆的寧靜，讓我們的人生有了意義。

實行方式

想想你能如何運用自己的精力、時間、物質資源或知識，讓這個社會變得更好。這會淨化你的心靈，帶給你平靜。幫助他人時，盡量做到右圖四周列出的事項。

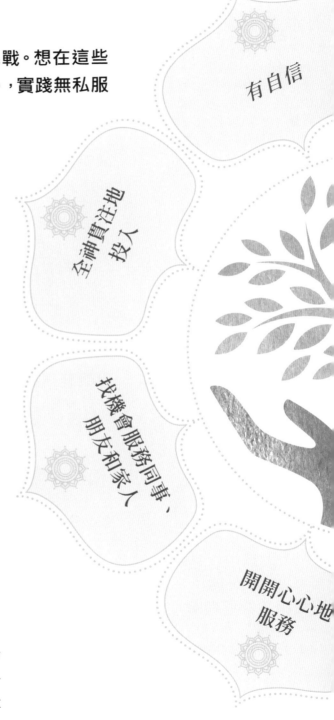

有自信

全神貫注地投入

找機會服務同事、朋友和家人

開開心心地服務

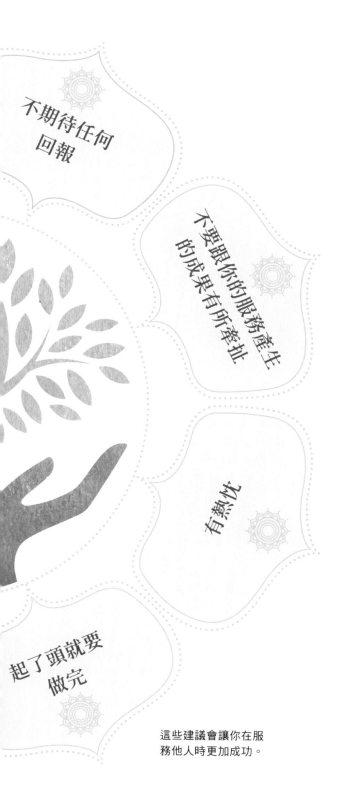

不期待任何回報

不要跟你的服務產生的成果有所牽扯

有熱忱

起了頭就要做完

這些建議會讓你在服務他人時更加成功。

「人生是為了服務，
不是為了私利。
把你的生命用來奉獻。
你花越多精力提升他人，
就有越多宇宙能量
會流向你。」

——斯瓦米・悉瓦南達

服務的範例

斯瓦米・悉瓦南達建議每個星期挪幾個小時實踐行動瑜伽，以下列出一些無私的服務：

- 每週到一間宗教或是慈善機構服務一次。
- 到養老院拜訪長者，用正向的話語或宗教書籍提振他們的精神。
- 對遭遇不幸的朋友說些鼓勵和同情的話。
- 想想你能如何運用自己的精力、教育或財富改善這個社會，並實際做出行動。

擴大視野

阿育吠陀和瑜伽都主張整體一統，認為萬物看起來雖然是個別的個體，本質上其實是一體的。明白這一點，我們就更有力量應付人生的挑戰。

通往解脫的道路

前面已經提過，意識存在於自我之中（見第 170–171 頁）。瑜伽和阿育吠陀哲學認為，這個意識跟一切萬物的意識有關。

一個人明白這個真理，就表示他獲得了解脫（見第 9 頁），而獲得解脫後，便能體驗到真實自我的喜樂。要擺脫所有生物都是獨立個體的這個假象不容易。然而，雖然這好像是遙不可及的目標，時時思索這個道理卻對我們十分有幫助。

苦難中保持樂觀

痛苦和不適可以讓我們學到很多，因為這些感受提醒了我們，肉身只是短暫存在的。健康雖然是福氣，卻可能讓我們過於依戀自己的身體和心靈。身體的病痛可以幫助我們達成解脫，讓我們意識到在身心的形式之外還有自我。這能在我們身體不好的時候帶來正能量，我們可以把這個時期視為性靈成長的機會。

實體存在之外

我們一旦明白自己只是正在經歷肉身的性靈存在之後，對死亡的看法就會改變。對於有一天將不復存在的恐懼感，深植在我們每個人的心中，但是只要知道我們存在於肉體和心靈這兩種形式之外，便能幫助我們更輕鬆地面對這份恐懼。根據瑜伽的說法，死亡其實只是自我與肉身脫離了，就好比做夢一般，實體不見了，但意識仍持續存在。

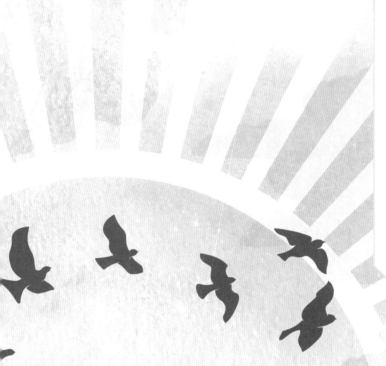

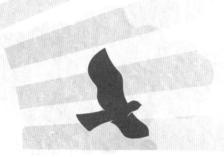

促進性靈健康的正向肯定

冥想時，或者一天當中任何時候想自我專
注或感覺平靜時，就重複這些肯定的話語：

- 我是自我，獨立於身心之外。
- 我是意識的純粹光芒。
- 我是自由的。
- 我從未誕生，也不會死亡。
- 我是絕對的喜樂。

「把生命看作一個整體。
　所有的生命都是一體。
　世界是一個家，我們全是
　同一個人類家庭的成員。
　萬物為一個有機的整體，
沒有人獨立於這個整體之外。」

——斯瓦米·悉瓦南達

阿育吠陀
治療師

SEEING AN AYURVEDIC
PRACTITIONER

「醫生必須運用自己的知識，
像一道光那樣進入人的內心。」

——遮羅迦

阿育吠陀診斷

想要對自己的體質有更多了解、讓自己更健康，或者在生病時獲得治療，阿育吠陀治療師都能幫助你。

全面評估

　　阿育吠陀治療師評估時，會檢視你健康狀況的全貌，試著全面了解你這個人。因此，他會判定你的體質，並評估你的身體能量是否平衡、組織是否健康、消化之火是否強健，以及你的生命精華（免疫力）和悅性（心理和諧）處於什麼狀態。他會問一些問題，像是你的生活型態、飲食、私人和職場生活、醫療史以及現在有沒有任何健康問題等。認識你的體質後，就能知道哪一個身體能量最有可能增加、最適合你的療法是什麼，而生命精華的多寡和心理狀態則會影響你復原的能力。

預防疾病

　　在阿育吠陀體系中，疾病被認為是體內失衡的症狀。某個身體能量升高了、消化之火變弱了或毒素的存在都有可能影響組織，最終導致疾病。阿育吠陀希望能在疾病尚未顯現前的早期階段恢復身體的平衡。這表示，會針對整體感覺不自在或不舒服等不明確的症狀時治療。

評估你的體質，判定風能、火能和水能在你的身體和心靈裡占據的比例。

診斷體內的身體能量是否失衡，失衡的程度有多高。

消化之火對身體的許多作用都是必要的，健康的消化之火會帶來健康的組織。

檢查身體時（見第190-191頁）會檢視組織，看看是否出現特定問題。組織如果健康，就有抵禦疾病的韌性。

生命精華（免疫力）決定了組織擁有多少保護力可抵抗疾病，並協助支持氣（生命能量）。

心理狀態是由悅性的多寡所決定（見第166-167頁），會影響你對疾病的免疫力和生病後的復原能力。

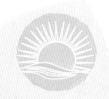

生活型態——吃飯、睡覺、運動等等的時間和頻率——會影響身體機能。

你的飲食（吃的東西和量）也會得到評估，判斷這會如何影響身體能量和消化之火。

私生活和職場上的處境對身心的健康有很大的影響。

年紀會影響你的韌性，決定哪一個身體能量最有可能出現擾動或升高。

從體能狀況可以看出你的組織抵禦疾病的韌性有多大。

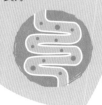

廢物（汗水、尿液和糞便）的排出會顯示身體是否運作良好。

要診斷你的健康狀態，阿育吠陀治療師必須評估生活和身心的這些層面。

治療和重新恢復平衡

　　阿育吠陀治療師的目標是治好立即的健康問題，同時幫助你之後持續保持健康。評估了你的症狀、診斷出哪些身體能量和組織牽涉其中之後，他會推薦適當的飲食和生活型態來治療問題的根源。治療師可能也會用身體治療、滋補、淨化療法或阿育吠陀草藥來治療你。這套全面的療法目的是要防止同樣的失衡狀況再次發生。

「疾病的成因有三大類：
不恰當的感官運用、
錯誤的判斷及時間
的影響。」

——斯瓦米・悉瓦南達

下一頁會談到替你進行檢查

替你檢查

問完問題後，治療師會檢查身體。他會替你把脈並檢視你的身體，以便評估你的體質，看看有沒有身體能量失衡的跡象，判斷組織的狀態。

把脈

　　你的脈搏是判斷身體能量處於何種狀態最主要的依據之一。治療師會用三根手指找到你的脈搏，而脈搏的位置會告訴他你屬於何種身體能量。

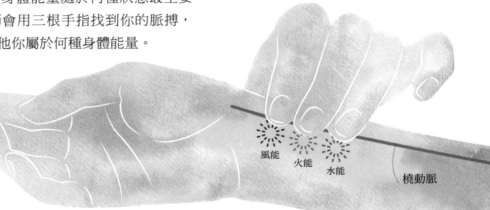

風能　火能　水能　　橈動脈

1 治療師會把三根手指放在橈動脈上，女性的話會先把左手的脈，男性則是右手。

2 他會用力往下壓，直到感覺不到脈膊為止，接著再慢慢鬆開手指，看看哪一根手指最先感覺到脈搏。

3 如果是食指感覺到很強的脈搏，就表示風能很強大；中指表示火能很強大；無名指表示水能很強大。

脈搏跳動模式

脈搏的特性（右圖）可以協助找出體質中的支配身體能量。

風能的脈搏很迅捷，且會變換速度，就像一條彎來彎去的蛇。

火能的脈搏很有力，就像跳躍的青蛙。

水能的脈搏很飽滿，就像天鵝高貴的動作。

檢視身體

　　舌頭、眼睛、指甲和皮膚是治療師最常檢查的身體部位，因為這些地方通常很早就會顯示身體能量失衡、消化之火薄弱或毒素存在的跡象。治療師可能也會檢查你的胸部和腹部。

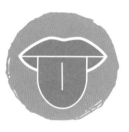

舌頭

舌頭乾燥，可能是風能失衡了；舌頭呈深紅色或泛黃，可能表示火能失衡；舌頭出現白色舌苔，可能顯示水能失衡。舌苔很厚可能表示有毒素。

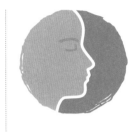

皮膚

皮膚如果乾裂粗糙，可能是風能失衡了；潮紅、發熱或敏感並起疹子的皮膚表示火能可能出現失衡；蒼白、冰涼或濕黏的皮膚可能表示水能失衡。

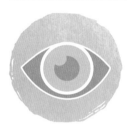

眼睛

眼睛躁動可能表示風能失衡；泛黃或對光線敏感，表示火能失衡；水汪汪且黯淡則表示水能失衡。

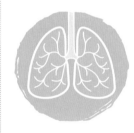

胸部

會檢查看看胸腔有沒有不正常的聲音，例如氣喘聲。若有大量黏液，可能表示水能過多。

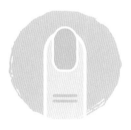

指甲

消化之火如果很健康，指甲便是強壯健康的。直條紋路可能表示身體並沒有有效吸收食物。

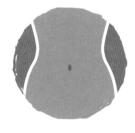

腹部

腹部或身體任何一個柔軟部位可以透過觸診來判斷有沒有受傷，而這可以幫助治療師判定組織的狀態。

「阿育吠陀是生命的科學，告訴我們
如何消除疾病、保持健康、活得長壽。」

——斯瓦米‧悉瓦南達

身體治療

這些療法旨在緩和身體能量、強化組織,需要直接將具有療效的物質(如油或粉末)使用在身上。

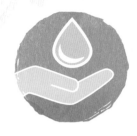

療癒舒緩

　　直接把具有療效的物質使用在身上,可協助活化組織,支持全身或被治療的特定部位的機能。身體治療也能用來舒緩受到擾動的身體能量(輕微身體能量失衡的狀況),治療師會選擇一樣可緩和相關身體能量的療癒物質來進行,像是使用芝麻油按摩風能受到擾動的人。

典型抹油按摩

這在梵文裡稱作「abhyanga」,可以指全身按摩或是頭、臉、背或腳部的局部按摩。治療師會根據季節和病患的體質使用溫熱的藥油進行。抹油按摩可以讓神經系統保濕平靜,因此對風能特別有益,此外也能強化組織、減輕疼痛、減少關節僵硬、促進免疫力、平衡荷爾蒙。發燒或身體累積過多毒素時不建議進行。

注意

肚子很飽或剛吃東西的人不應進行這些治療。

如果你懷孕了,請在任何治療之前諮詢阿育吠陀治療師,因為有些療法可能不適合孕婦。

蒸氣浴

這是運用濕熱的典型療法,功效是協助吸收按摩期間塗抹的油和草藥,並有助於排汗,緩和風能和水能。若遇到水能強烈升高的情形,乾熱療法比較適合(見第194-195頁)。理想上,所有類型的按摩完成後都應該做蒸氣浴,但蒸氣浴也可以單獨進行。

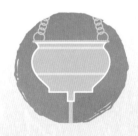

額頭滴油

這在梵文裡稱作「shirodhara」,做法是將溫油(三種身體能量都適合)或者白脫牛乳(冷卻火能)毫不間斷地倒在額頭上。這對心靈具有很強大的功效,可帶來深沉的放鬆、改善專注力和睡眠,並減緩頭痛和憂鬱。這最好是由經驗豐富的治療師在完整的一套療程(例如五業排毒療法,見第194-195頁)中進行三次。

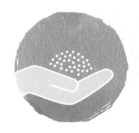

乾粉按摩

這種按摩療法使用的粉末是以羅勒和鼠尾草等減少水能的香草混合鷹嘴豆粉和鹽巴而成。因為具有乾熱和刺激的特性，這個療法可減輕和水能升高有關的問題（像是多餘的脂肪組織或緩慢的代謝）。如果體內有毒素，以乾粉按摩取代抹油按摩是很好的做法，但是身上有皮膚刺激或皮疹的地方不能進行乾粉按摩。

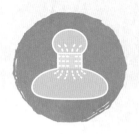

草藥熱拓包按摩

治療師會將棉布包（稱為熱拓包）裝滿草藥，用油加熱之後拿來按摩身體（加熱可以協助吸收草藥裡的有效成分）。若是要緩和風能，草藥、油、牛奶和米混合在一起可發揮滋養效果；要緩和火能，會混合草藥和火能油，達到冷卻的功效；如果要緩和水能，熱拓包則會裝滿草藥和具有發熱刺激功效的油。

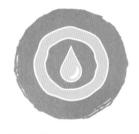

局部油療

在這個療法中，治療師會把鷹嘴豆粉和水混合而成的環狀麵團放在某個關節或身體部位，慢慢注入加熱的藥油。一邊倒油，治療師會一邊輕輕攪拌之。開始冷卻時，就會把油排掉。局部油療可以用來治療突出或磨損的椎間盤、腰痛、關節或神經痛、經痛和關節炎，也可以在心臟的位置進行，治療高血壓。

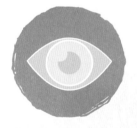

洗眼睛

洗眼睛跟局部油療（見左文）一樣，會用到鷹嘴豆粉和水混合而成的環狀麵團，但這次麵團是放在眼睛上。治療師會把微溫的印度酥油倒在圈圈裡，請病人張開眼睛，轉動眼球。洗眼睛可舒緩眼睛不適、維護健康視力、治療某些眼疾。有青光眼的人請勿進行此療法。

療癒作用

各種阿育吠陀療法都是為了發揮古籍裡提到的六種療癒作用（見下方）當中的一或多種。你的治療師會根據他希望發揮的作用來選擇合適的身體治療。例如，你如果因為水能過多而體重過重，具有降減和乾燥作用的療法最適合你，像是禁食和乾粉按摩。六大作用如下：

- **降減療法**可消除多餘的組織，增加輕盈感。
- **滋補療法**可堆積組織，增加沉重、油潤和冰冷感，譬如使用滋補功效的油類按摩。
- **乾燥療法**可以削減多餘的油、水和黏稠感，具有降減的功效。
- **油潤療法**具有潤滑的作用，可讓身體柔軟濕潤。
- **發汗療法**可協助排汗，削減僵硬、沉重和冰冷感。
- **阻滯療法**可減少液體流動（如腹瀉和經血），增加冰冷、緩慢、乾燥、纖細和穩定。

五業排毒療法

五業排毒療法是由五種淨化排毒的療法所組成，可消除升高的身體能量並活化全身。

淨化療法

　　五業排毒療法可找回能量、清潔組織、恢復三大身體能量的自然平衡。身體治療可以緩和受到擾動的身體能量，五業排毒療法則能主動移除升高的身體能量（嚴重失衡，長時間下來可能影響組織的身體能量）。只要之後遵循適當的飲食和生活型態，五業排毒療法的效果就能持續一年或甚至更久的時間。五業排毒療法應在季節交替時進行最為理想，可消除身體能量。現今，五業排毒療法通常會建議一年一次，選擇在春季或秋季進行。

五業排毒療法的類型

　　經典的五業排毒療法包含五種療法（見右方），可能帶來很強烈的效果，需要在健康狀態良好的情況下進行。現今，比較常用的是喀拉拉五業排毒療法，因為這種類型比較不會為身體帶來太大的負擔，甚至連長者或病人也可以進行。大部分的阿育吠陀治療中心都會提供喀拉拉五業排毒療法。

　　完整的五業排毒療法應該由經驗豐富的阿育吠陀治療師進行，病人需在治療期間留院。

經典五業排毒療法

催吐 1

醫學催吐法可消除呼吸道和腸胃道當中升高的水能和火能，透過投藥的方式引起治癒性嘔吐。

催瀉 2

醫學催瀉法可消除小腸裡升高的火能，透過給予草本瀉藥的方式排空腸子。

灌腸 3

草本灌腸法大部分是用來消除升高的風能，但也可以用來減少火能或水能。油性灌腸具有滋補的功效；水性灌腸則有淨化效果。

抹鼻油 4

鼻腔潤滑可消除升高的水能，減少風能和火能，透過將藥油從鼻孔倒入鼻竇來進行。

放血 5

放血可排出血液這個組織，消除升高的火能。現今最好的做法是捐血或水蛭療法。

喀拉拉五業排毒療法

1 抹油按摩

抹油按摩（見第 192 頁）為喀拉拉五業排毒療法的前置療法，可有效緩和風能，如果使用正確的油類，也可用來緩和火能和水能。

2 體內油療

這個療法會要病人吃下印度酥油，極少的情況下會讓病人吃下其他油類。這是一種前置療法，可潤滑身體以利後面的催瀉和灌腸。

3 催瀉

喀拉拉五業排毒療法通常包含醫學催瀉法，可消除小腸裡升高的火能。病人必須先進行體內外的油療作為前置準備。

4 灌腸

跟經典五業排毒療法一樣，喀拉拉五業排毒療法通常會使用一般的油、藥油或藥湯來進行灌腸，可消除升高的風能。

5 其他身體療法

額頭滴油、草藥熱拓包或乾粉按摩（見第 192–193 頁）等身體治療可能也會包含在內，協助舒緩受到擾動的身體能量。

準備進行五業排毒療法

進行任一類型的五業排毒療法之前，應該先處理（即消化）毒素。經典五業排毒療法需要先使用抹油按摩和體內油療來完成適當的前置準備，通常是以純的或是草藥印度酥油進行。抹油按摩和體內油療已包含在喀拉拉五業排毒療法之中。

兩種五業排毒療法都有可能擾動風能，因此務必好好加以舒緩。舟車勞頓、時區改變、氣候改變等都會擾動風能，所以如果你為了治療而必須旅行（例如西方人會前往印度治療），請預留充足的適應時間。

進行五業排毒療法之後，要給自己時間復原再回到日常生活，接下來的兩到三週請勿安排假期或繁重的工作。

阿育吠陀藥物

在阿育吠陀體系中，所有物質都有療效，可以當作藥物使用，包括達到醫學劑量的香草和食物。

治癒功效

阿育吠陀收錄了大量關於印度原生香草的知識，使用這些香草進行治療是主流。阿育吠陀治療師選擇香草或其他治療物質時，會根據六個層面（見右方）來判斷物質會對你產生什麼功效。這些功效包括緩和身體能量、治療組織、強化消化之火和影響整體身心。

草藥製備形式

阿育吠陀使用許多方式製備草藥，最常見的列於下方。

- **草藥粉末**最好跟熱水（適合所有身體能量）、溫牛奶（風能）、印度酥油（火能）或蜂蜜（水能）一起服用。
- **草藥藥丸或膠囊**可以用跟粉末一樣的方式服用（見前文）。
- **藥湯**是使用水來萃取香草的有效成分，可以跟鹽巴、蜂蜜或糖一起服用。加在印度酥油或其他油類中的草藥必須先煮成藥湯。
- **藥酒**是發酵過的藥飲或藥湯，即使消化之火很微弱，也能夠協助消化吸收草藥。
- **藥油**是以按摩的方式使用在體外。阿育吠陀按摩油含有大量具有療效的草藥，將多達五公斤的草藥加進一公升的油，確保身體即使只有經過一次按摩，也能吸收大量具有療效的草藥。

味道

物質會對你產生的效果就從味道開始。每一種味道都有不同的療癒作用，甜味可累積組織，酸味有輕微催瀉的效果，鹹味促進消化，辣味能夠淨化和刺激消化之火，苦味減輕發燒程度，澀味促進傷口癒合。

屬性

阿育吠陀醫學列出了二十項屬性，兩兩成對，像是輕和重、鈍和利。這些屬性可用來創造某種功效或抵消某種不想要的特性。例如，體內過於乾燥的話，可以用具有「油潤」屬性的印度酥油加以抗衡。

效力

效力指的是一個物質具有發熱還是冷卻的功效。物質的效力很重要，不會因為消化而產生改變。發熱的效力可緩和風能與水能、升高火能，冷卻的效力則能緩和火能、升高風能與水能。

消化後的味道

這種味道我們感覺不出來，因為它是在消化後產生的。六種味道只會剩下三種：甜、酸、辣。消化後的味道比消化前的味道效果更重要持久。

對身體的作用

每一種物質都會對身體機能產生特定的作用，如退燒、止咳、化虛、增加或減少組織、停止流動或移除阻塞。物質可能也會使特定身體能量上升或下降，例如糖就能讓水能升高。

特殊屬性

有些物質具有一些特殊屬性，無法歸類到其他面向（如味道、屬性等）。例如，印度酥油雖然具有冷卻的效力和沉重的屬性，理論上很可能減弱消化之火，事實上卻能刺激消化之火。

回春醫學

阿育吠陀體系中有一個分支，稱作回春醫學，把焦點放在恢復組織的健康，產生長期具有韌性的組織。健康的組織和器官是身體對抗疾病的最佳防線，因為疾病無法出現在健康的組織中，即使身體能量受到擾動或升高。

回春醫學是阿育吠陀療法的最後一步，會在加強消化之火、移除毒素、恢復身體能量平衡後（例如完成了五業排毒療法）進行。這樣能確保身體完全吸收回春藥物的好處。除了具有療效的香草，回春藥物也包括牛奶、印度酥油和蜂蜜等食物。

> 「治療病患不是為了你自己，也不是為了獲得什麼，而是單純為了全體人類的福祉。」
>
> ——遮羅迦

阿育吠陀療癒特性的六個層面列出了一個物質對人產生的效用，這些層面包括了味道和消化吸收等。

常見病症的
居家療法

HOME REMEDIES
FOR COMMON AILMENTS

「草藥占了阿育吠陀治療師治療
的很大一部分。」

——斯瓦米・悉瓦南達

根據不同的身體能量治療常見的病症

阿育吠陀醫學除了治療疾病本身，也會治好造成疾病的身體能量失衡情形。選擇適當的療法時，一定要將支配或過高的身體能量考量在內。

疾病是一種失衡

　　根據阿育吠陀理論，香草和香料對支持身體機能來說是必要的，所以阿育吠陀居家療法會使用高劑量的香草和香料矯正體內的失衡。

　　三大身體能量任一個升高了，都可能導致某種疾病，但是很多疾病通常都是一個或多個特定身體能量升高造成的結果（見右方）。疾病顯現的方式跟個人體質有關。有經驗的阿育吠陀治療師檢視某個病人出現的症狀，就能判斷有哪些身體能量和特質牽涉其中，選擇適合那個人的療法。

　　許多常見的病症為所有身體能量的人帶來的問題都差不多，在這些情況下，便可以使用一些通用療法。例如，「一般感冒」跟「冰冷」這個屬性有關，所以任何能夠發熱的療法都有幫助。

選擇對的療法

　　在後面列出的療法中，有些療法若註明「適用所有身體能量」，就表示適合所有人。其他療法會註明只適用一個或兩個身體能量，表示只能用在體質主要由那些身體能量組成的人身上（如果註明只適用火能和水能，以風能為支配身體能量或風能升高的人不能使用該療法）。如果本章列出的居家療法沒有幫助，我們建議你求助專業的醫療人員。

風能

如果風能是你體質中的支配身體能量，或者你的風能升高了，請小心避開任何會增加乾燥、輕盈、動態和冰冷以及具有辣、苦、澀味的東西，因為這些都會讓風能升得更高。

病症

風能最常出現骨頭和關節的問題、一般感冒、心臟疾病、結腸、泌尿道和生殖器的相關疾病，以及任何種類的創傷。

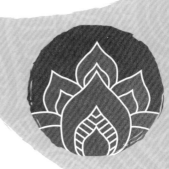

體質中的支配身體能量或體內出現失衡的身體能量，會影響你的症狀和應該使用的療法。

水能

如果水能是你體質中的支配身體能量，或者你的水能升高了，請小心避開任何會增加沉重、冰冷、油潤和濕黏以及具有甜、鹹、酸味的東西，因為這些都會讓水能升得更高。

病症

水能最常出現呼吸道和胃部方面的疾病、一般感冒、糖尿病、新陳代謝緩慢，以及任何沉重、黏液多、阻塞、腫脹和組織過多的狀況。

植物的療癒力量

阿育吠陀十分尊崇藥用植物，因為這些東西含有太陽的宇宙能量（阿育吠陀哲學中最強大的療癒力量來源）以及月光的療癒效能。藥用植物可將寶貴的無機鹽、化學物質和礦物質轉換成有機物質，讓人類的生理構造更容易吸收。這些植物是由五種元素（土、水、火、風和空）當中的一或數種組成，會影響身體的每一個細胞。

火能

如果火能是你體質中的支配身體能量，或者你的火能升高了，請小心避開任何會增加燥熱、輕盈、油潤以及具有辣味、酸味和刺激性的東西，因為這些都會讓火能升得更高。使用長辣椒取代薑或黑胡椒。

病症

火能最常出現皮膚、血液、眼睛、肝臟、胃部和小腸的疾病，以及任何增加酸性的狀況。

注意

求助專業的醫療人員可以獲得更準確的診斷，開立更合適的療法和劑量。

使用本書的療法時，請嚴格遵循製備方式和劑量的指示。

假如某個療法似乎讓病症更惡化或者三天後仍無法改善症狀，請停止使用，並求助專業的醫療人員。

如果是要治療孕婦或孩童，使用任何療法前務必諮詢專業醫療人員。

治療孩童時請將劑量減半。

居家療法製備方式

本書列出的許多療法都很簡單，這裡將針對一些比較複雜或較不常見的療法提供製備與使用教學。

用量

為了方便起見，量少的食材會以「小匙」為單位。

- ¼ 小匙　1 克
- ½ 小匙　2 克
- 1 小平匙　3 克
- 1 小尖匙　5 克

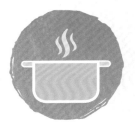

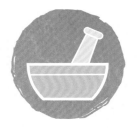

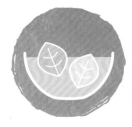

藥湯

這是在水中滾煮香草或香料進行萃取的方法。植物中的化學物質會溶入水中，隨著液體滾沸而濃縮。藥湯可以口服、局部外敷或用來泡澡。

1 將六十克的香草或香料粉末跟一公升的水混合，如果你是使用完整或固體的香草，量要增加一倍。

2 滾煮到只剩下二百五十毫升的液體，接著過濾它，丟掉固體的部分。

藥膏

這種滑順的藥膏混合了磨成粉的香料或乾燥香草和水或油等液體。藥膏應該局部外敷二十到三十分鐘，接著再沖掉。

1 將一份磨成粉的香料或乾燥香草跟四分之一份的水或二分之一份的油混合。

2 藥膏可放在罐子裡保存二十四小時，但立即使用的效果最好。

冷萃

冷萃是將香料或香草泡在水中一整晚後過濾而成，可以口服或局部外敷。

1 混合一比八的香草或香料和水（如果你是使用完整或固體的香草，量要增加一倍）。

2 泡在冷水中一個晚上或至少八小時，接著濾掉固體物質。

「阿育吠陀是一套完美的生命科學，收錄了許多
關於藥用香草與根莖植物的驚人知識。」

——斯瓦米·悉瓦南達

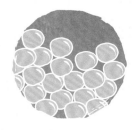

藥丸和喉糖

這些是使用香草或香料粉末混合黏稠物質所形成的固體小球。藥丸要用吞的，喉糖則用含的或嚼的。

1 將一份磨成粉的香草或香料跟四分之一份的蜂蜜、印度酥油或其他油混合。

2 在乾燥乾淨的表面上，將材料滾成一顆固體的藥丸或喉糖。

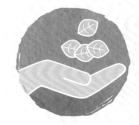

敷藥

敷藥是用香草製成，應局部敷在皮膚上，用繃帶固定一個小時以上。你可以使用新鮮完整的葉子或把葉子搗成糊狀（見下文）。如果使用完整的葉子，請直接跳到步驟二。

1 在研缽裡將新鮮葉子和／或植物的其他固體部位搗成泥，有需要可以加點水把材料變成糊狀。若是乾燥過的葉子則先放在水中滾煮五分鐘，釋放有效成分後再過濾滾水，把葉子搗成糊。

2 放置厚厚一層的敷藥（糊狀或完整的葉子）在患部，接著用紗布包起來，最後用繃帶固定。

3 敷一到兩個小時，可以的話最好一整晚，接著丟棄敷藥，沖洗患部。

阿育吠陀藥材

根據遮羅迦所寫的古籍，阿育吠陀的原理適用於任何具有療效的植物，但是當地生長的植物最有效。

本章列出的療法所使用的植物有一些來自印度古籍，大部分都可以在世界各地品質較好的超市、印度食品店、健康食品店或網路上找到。

- **聖羅勒**——可以用葉子泡茶，或萃取葉子的汁液。
- **長辣椒（蓽拔）**——歐洲料理很少使用，但在印度食品店很常見。
- **車前子粉**——這是使用車前子種子的外殼所製作而成的粉末。

常見病症療法

這一節收錄了各種常見的急性和慢性病症，提供的療法可舒緩特定症狀，
但是不能取代慢性病的專業治療。某個病症最好一次使用一種療法就好。

貧血

這些療法應該搭配專業治療使用。

適用所有身體能量

- 將 100 克的米跟 2 小匙葫蘆巴籽、¼ 小匙鹽和 1 大匙印度酥油一起加熱煮沸，一天吃一到兩次，早餐和午餐食用最為理想。若有高血壓，請不要加鹽。
- 一天三次，食用 ½ 小匙的薑黃加上 1 大匙蔗糖和 1 小匙印度酥油。

焦慮

壓力大的時候感到焦慮是正常的，使用這些療法便可減緩。長期焦慮須尋求專業治療。

只適用風能和火能

- 將 200 毫升的牛奶跟 1 小匙蔗糖、1 小匙茴香籽和 2 根番紅花一起加熱煮沸，溫熱飲用，一天喝兩次，每次 100 毫升。

只適用水能

- 以水能為支配身體能量或水能升高者最好的焦慮療法就是運動。

口臭

大部分是口腔衛生沒做好所引起，難以根治的口臭可能需要專業醫療建議。

適用所有身體能量

- 咀嚼 2 顆丁香，一天最多三次。
- 將 1 杯（240 毫升）水跟 1 小匙小豆蔻粉和 1 小匙肉桂粉一起加熱煮沸，一天喝三次。

高膽固醇

這些療法可降低膽固醇，使用前請先諮詢專業醫療人員。

適用所有身體能量

- 每天吃 ½ 小匙的葫蘆巴籽。

只適用風能和水能

- 食物中多放一些辣椒。

糖尿病

這些療法可降低血糖，使用前請先諮詢專業醫療人員。假如糖尿病控制不佳，請勿食用蜂蜜。

適用所有身體能量

- 一天三次食用 1 小匙檸檬汁加上 ½ 小匙蜂蜜。
- 使用 1 大匙薑黃粉、3 片月桂葉和 1 大匙葫蘆巴籽熬煮藥湯，三餐飯前喝下半杯（120 毫升）；或者，三餐飯前跟蜂蜜一起吃下這些香草。

🍽 飲食

- 多吃菠菜、萵苣、高麗菜、番茄、椰子、葉菜類和酸味水果。
- 勿吃米飯、糖、甜味水果和所有澱粉類食物。

🧘 瑜伽

- 練習深沉呼吸、拜日式、肩立式和坐姿前彎式。

耳痛

耳痛通常不用治療，幾天就會好了。這些療法可減緩疼痛、加速復原。

適用所有身體能量

- 把新鮮的薑榨汁，塗抹一滴在耳朵。
- 在耳道邊緣塗抹一滴聖羅勒、馬鬱蘭或蒔蘿精油。

疲勞

長期疲勞可能是缺乏睡眠、壓力或疾病所引起。這些療法可幫你感覺更有活力。假如疲勞的狀況難以根治，請尋求專業醫療協助。

適用所有身體能量

- 把香菜籽包在餐巾紙內搓揉脫皮，用去皮的籽熬煮茶飲，有需要就喝 1 杯（240 毫升）。

只適用風能和火能

- 將 100 毫升的牛奶跟 1 小匙杏仁醬、1 小匙蔗糖和 1 撮番紅花和薑粉加

熱煮沸，一天喝一到兩次。如果有體重減輕的狀況也會有幫助。

發燒

如果發燒（持續性或時有時無）超過三天，或者不到三天就惡化或伴隨其他症狀（如嘔吐），請尋求醫療協助。孩童發燒請尋求醫療協助。

適用所有身體能量

- 一天最多三次，食用或咀嚼 3 顆黑胡椒粒、5-10 片羅勒葉和 5 片印度苦楝葉（最好是新鮮的）。
- 將 3-4 顆丁香放入 1 公升的水加熱煮沸三十分鐘，一整天小口啜飲。

頭痛

這些療法可舒緩輕微頭痛，假如頭痛定期發生，請尋求專業醫療協助。

適用所有身體能量

- 早上和睡前喝 1 杯（240 毫升）熱水加上 2 大匙檸檬汁。
- 一天三次飲用加了蔗糖、1/4 小匙小豆蔻粉和 1 撮黑胡椒的萊姆汁。
- 有需要就將樟腦油塗抹在頭上。

只適用風能和水能

- 將 1 大匙薑泥跟 1 小匙蜂蜜混合，需要時塗抹在頭痛的位置。
- 有需要就在額頭上塗抹黑豆蔻粉製成的藥膏或黑胡椒敷藥。

禁忌

- 喝紅茶和咖啡。
- 晚上工作太累或太晚。
- 用眼過度。
- 壓力太大。

發熱與潮紅

以火能為支配身體能量或火能升高者

很容易覺得過熱，所以應注意保持涼爽（生理和情緒上），尤其是在夏天。這些療法也對更年期的熱潮紅很有幫助。

適用所有身體能量

- 使用 2 小匙炒過的葫蘆巴籽粉熬煮藥湯，一次喝 1 杯（240 毫升），一天最多三次。風能和火能請加 1 小匙印度酥油。
- 用乾燥的茴香籽粉按摩身體。

只適用風能

- 一天吃 1-2 小匙純印度酥油。

只適用火能

- 一天吃 3-4 小匙純印度酥油。

頭部發熱

- 這是只有頭部感覺到的發熱現象。

適用所有身體能量

- 晚上用蓖麻油搓揉腳底。

失眠

運用這些療法能助你在夜裡入眠，一覺到天亮。

只適用風能和火能

- 將 100 毫升的牛奶跟 ½ 小匙肉豆蔻、½ 小匙杏仁奶和 ½ 小匙蔗糖一起加熱煮沸，睡前三十分鐘飲用。

只適用水能

- 水能體質或水能升高者最好的失眠療法就是運動。

偏頭痛

偏頭痛是只有一邊的頭抽痛，可能導致噁心、嘔吐、對光線和聲音敏感。

適用所有身體能量

- 將 2 根番紅花和 1 小匙印度酥油混

合，塗在鼻孔，一天最多三次。

只適用風能和水能

- 將 2 大匙芝麻油、1 小匙小豆蔻和 ½ 小匙肉桂粉混合加熱，塗抹在額頭上。

流鼻血

頭部受傷引起的流鼻血、血量過多或流超過二十分鐘時，請立即尋求專業醫療協助。

適用所有身體能量

- 用小指頭小心地將新鮮的香菜葉汁液塗在鼻孔。
- 使用羅勒籽粉製作藥膏，用小指頭小心地塗在鼻孔。

泌尿道感染

症狀如果幾天後未改善，請去看醫生。

適用所有身體能量

- 一天兩次，飲用 4 小匙聖羅勒籽藥湯。
- 將 ¼-½ 小匙的小豆蔻粉跟 1 小匙印度酥油混合食用，一天最多三次。
- 飲用 1 杯（240 毫升）等量的茴香籽和香菜籽製成的冷萃或藥湯，或食用 1 小匙新鮮香菜，一天最多三次。

體重下降

體重下降可能是各種原因造成的，如果你最近沒有壓力大或出現厭食症，體重卻嚴重下降（超過體重的百分之五），請尋求專業的醫療協助。

適用所有身體能量

- 將 2 小匙聖羅勒葉汁液跟 1 小匙蜂蜜混合，一天服用三次，連續服用至少一個月。

呼吸道病症療法

這些療法有助於減緩影響呼吸道的相關病痛的症狀。如果是多痰的急性症狀，請遵循水能飲食，不要吃會使水能升高的食物（更多資訊請見第80-83頁）。

哮喘

這個狀況可能是由任何一種身體能量造成的，但是最常見的問題根源是水能。這些療法可在傳統的治療之外進一步緩和症狀。

適用所有身體能量

- 使用 2 小匙丁香粉和 1 小匙蜂蜜製作藥丸（見第 203 頁），一次食用 2 顆，一天三次。
- 將 1 小匙聖羅勒葉汁液跟 ½ 小匙黑胡椒粉混合，一次飲用 2 小匙，一天三次。
- 飲用 1 杯（240 毫升）柳橙或檸檬汁加上 1 小匙蜂蜜。

支氣管炎

如果咳嗽超過三週、發燒超過三天、出現胸痛或呼吸困難，或者支氣管炎反覆發作，請尋求專業醫療協助。

適用所有身體能量

- 咀嚼薄荷葉。
- 在胸口塗抹芥末籽製成的敷藥。風能和水能敷多久都沒關係，但是以火能為支配身體能量或火能升高者敷十分鐘就要沖掉。

🍴 飲食

- 遵循水能飲食（見第 80-83 頁）。

一般感冒

休息、睡覺、補充水分是最好的做法。這些療法可以支持復原過程，減輕症狀。治療孩童前必須先諮詢醫療人員，在醫療人員的監督下進行。

適用所有身體能量

- 感冒初期，可以飲用聖羅勒茶或薑粉和香菜茶。
- 食用 2-3 顆椰棗，並配溫水飲用 1 小匙檸檬汁，一天兩次。

只適用風能和水能

- 將 1 小匙黑豆蔻粉倒入 1 杯（240 毫升）熱水中沖泡飲用，一天最多三次。

只適用火能

- 將 1 小匙小豆蔻粉倒入 1 杯（240 毫升）熱水中沖泡飲用，一天最多三次。

🍴 飲食

- 遵循水能飲食（見第 80-83 頁）。

⊘ 禁忌

- 吹風受寒，特別是頭部。

👤 孩童

- 飲用聖羅勒茶，一天最多三次。

咳嗽

休息和補充水分是最好的做法。這些療法可以支持復原過程，減輕症狀。如果咳嗽超過三週，請尋求專業醫療協助。孩童咳嗽超過一週就要檢查。治療孩童前必須先諮詢醫療人員，在醫療人員的監督下進行。

濕咳

這些療法可減輕濕咳的狀況。

適用所有身體能量

- 一天三次，服用 1 小匙蜂蜜，搭配 1 小匙檸檬汁或聖羅勒葉汁液。蜂蜜很乾燥，只有濕咳時才應該服用。若有需要，1 小匙甘草、鹽或糖可抵消乾燥。
- 使用長辣椒和肉桂熬煮藥湯，火能或風能者請加 ½ 小匙的蔗糖。一次飲用 30 毫升（2 大匙），一天兩次三次。
- 用 1 小匙蜂蜜跟 2 小匙丁香粉或 1 小匙薑粉加 1 小匙小豆蔻粉製成喉糖（見第 203 頁），有需要就服用。

只適用風能和水能

- 一天三次食用 1 小匙蜂蜜加上 1 小匙黑胡椒。

只適用火能

- 一天三次食用 1 小匙蜂蜜加上 ½ 小匙長辣椒。

乾咳

這些療法可減輕乾咳的狀況。

適用所有身體能量

- 將 1 大匙新鮮的薑榨的汁跟 1 小匙生蔗糖混合飲用，之後吸入蒸氣（即彎身靠近一碗熱水，頭上罩著一條毛巾，保持這樣的姿勢二十到三十分鐘）。
- 混合 1 小匙茴香籽粉、½ 小匙甘草和 ½ 小匙冰糖。將 1 小匙的混合物加進 1 小匙的蜂蜜，一天食用三次。

只適用風能

- 將一塊片狀岩鹽放在口中溶解，一天幾次都可以。有高血壓的人請勿使用這個方法。

🧒 孩童

- 將 4-8 根番紅花放進 1 杯（240 毫升）牛奶加熱，分成三至四份，一次飲用一份，一天內分次喝完。

口腔潰瘍

潰瘍可能讓人不舒服，但是通常會慢慢自行痊癒。這些療法可舒緩潰瘍、加速復原。請一次嘗試一種療法。

適用所有身體能量

- 塗抹蜂蜜或是杏仁藥膏，一天最多三次。
- 使用新鮮的香菜葉汁液漱口，一天最多三次。
- 使用新鮮的薄荷葉汁液漱口，一天最多三次。

呼吸道感染

這些療法可舒緩一般感冒或支氣管炎等呼吸道感染。

適用所有身體能量

- 將 2 大匙的水芹籽跟 1 小匙長辣椒和 1 小匙聖羅勒一起加熱煮沸，拌入 1 小匙蔗糖，接著過濾。每次飲用 120 毫升，一天最多三次。

只適用風能和火能

- 食用⅛小匙黑胡椒加上 ½ 小匙的糖或（火能的話）½ 小匙的印度酥油。

只適用水能

- 食用⅛小匙黑胡椒加上1小匙蜂蜜。

🍴 飲食

- 遵循水能飲食（見第 80-83 頁）。

流鼻水

流鼻水通常跟感冒有關，這些療法可減輕症狀。假如流鼻水流到影響生活品質，請尋求專業建議。

適用所有身體能量

- 使用研缽壓碎 1 小匙的葛縷子籽，放在一塊布上吸入釋放的精油。
- 將 ½ 小匙薑黃粉放進 1 杯（240 毫升）牛奶加熱，一天飲用兩次。

竇性頭痛

這是發生在上半部臉部的一種悶痛抽痛，常常是由感冒引起。假如你痛得特別厲害，或是頭痛超過一天，請尋求專業醫療協助。

適用所有身體能量

- 每個鼻孔吸入一撮乾薑粉、尤加利精油或肉桂精油。

只適用風能和水能

- 將薑粉藥膏或等量的肉桂、黑胡椒和溫水混合而成的混合物塗抹在額頭和太陽穴。

🍴 飲食

- 遵循水能飲食（見第 80-83 頁）。

喉嚨痛

症狀通常一週內就會消退，這些療法可舒緩疼痛、加速復原。假如喉嚨痛超過一週或者體溫非常高，請尋求專業醫療協助。

適用所有身體能量

- 使用混合了 ½ 小匙岩鹽或 1 大匙檸檬汁的熱水漱口。

只適用風能和水能

- 使用 ½ 小匙辣椒煮成的茶飲漱口。

喉嚨痛合併聲音沙啞

適用所有身體能量

- 使用 1 小匙蜂蜜和 2 小匙長辣椒製作喉糖（見第 203 頁），有需要就吃。
- 飲用加了 1/4 小匙薑黃和 ½-1 小匙蔗糖的 1 杯（240 毫升）熱牛奶。

失聲

這通常會在數週內改善，這些療法可加速復原。假如這個情形超過兩週、吞嚥極為疼痛，或者反覆出現這個情形，請尋求專業醫療協助。

適用所有身體能量

- 為了避免聲帶使用過度，可以使用 1/4 小匙的薑粉跟蜂蜜混合成喉糖（見第 203 頁）。
- 如果聲音或喉嚨沙啞，可用蔗糖和水取代蜂蜜。跟 1 大匙芝麻油一起漱口。

消化道病症療法

沒有健康的消化道，就沒有健康的身體，這從消化之火和消化過程對體內組織和生命精華（免疫力）的產生來說有多重要就能看得出來（見第26–27頁）。以下這些療法可快速舒緩許多輕微的病症。

沒有食慾

這些療法是針對那些沒有食慾但仍必須進食（像是在壓力大的時候）的人所設計的。疾病造成食慾喪失是很嚴重的問題，應該在醫療人員的監督下治療。

適用所有身體能量

- 服下 1 撮岩鹽加 1 大匙檸檬汁或是 ½ 杯（120 毫升）白脫牛乳，一天最多三次（有高血壓請不要加鹽）。
- 飲用 1 大匙的檸檬汁或薑汁加上 ½ 小匙蜂蜜，一天最多三次。
- 服下 ½ 小匙黑胡椒加上生蔗糖，一天最多三次。食用後配上一杯溫開水。

結腸炎或結腸刺激

這個療法應搭配專業的醫學治療和飲食建議。

適用所有身體能量

- 混合等量的芝麻油、印度酥油、薑黃和蜂蜜，一次食用 2 小匙，一天三次。

便祕

這個問題越快解決越好，除了適當的飲食，這些療法也有幫助。

適用所有身體能量

- 早上喝一杯熱水，風能和水能要加 1 撮岩鹽（有高血壓請不要加鹽）。
- 將一比六的車前子粉和水混合，一次飲用 ½ 杯（120 毫升），一天三到四次。
- 要協助腸胃蠕動，可將蒔蘿籽泡水一晚，三餐飯前吃 1 小匙。

只適用風能和火能

- 早晚各喝 1 杯（240 毫升）蘆薈汁。
- 睡前飲用 1 杯（240 毫升）微溫開水或溫牛奶加上 3 小匙融化的印度酥油。

🍴 飲食

- 增加蔬菜的攝取量。
- 無花果、李子、葡萄乾、蜜李乾、椰棗、葡萄、葉菜類、甘草、亞麻仁和糖蜜都很好。
- 飲用白脫牛乳。

🧘 瑜伽

- 練習深沉呼吸、拜日式、肩立式、坐姿前彎式和眼鏡蛇式。

腹瀉

這些療法可支持醫學治療，維持良好的消化之火。如果沒有食慾且體重下降、糞便顏色很深且氣味很重（可能有出血的狀況），或是腹瀉的情形超過三天，請尋求專業醫療協助。在嬰兒或孩童身上使用這些療法前，務必諮詢專業醫療人員，並在他們的監督下進行。

適用所有身體能量

- 一天兩次，食用 ½ 小匙薑粉、½ 小匙葛縷子籽和 1 小匙片糖，或者一天兩次，服用 1 大匙檸檬汁加上 1 小匙蔗糖。
- 將 ½ 小匙香菜粉、1/4 小匙孜然粉、1 撮薑和 1 撮鹽倒入 1 杯（240 毫升）溫水，一天內慢慢飲用。
- 要讓糞便成形，請將 1 小匙車前子粉泡在 1 杯（240 毫升）水中，一天飲用三次。

🍴 飲食

- 食用核桃、罌粟籽和泡過水的葫蘆巴籽。
- 飲用白脫牛乳和石榴汁。

🧒 孩童

- 將 1 撮肉豆蔻和 1/4 小匙薑粉跟一些印度酥油混合服用。

脹氣

這最常由風能升高所引起，因此這些療法旨在緩和風能。

只適用風能和水能

- 將 ½ 小匙印度藏茴香粉、½ 小匙薑粉和 1 撮黑鹽倒入 1 杯（240 毫升）溫水，三餐飯前飲用（有高血壓請不要加鹽）。

🍴 飲食

- 長辣椒、檸檬、香菜、新鮮的薑或薑粉、薄荷、黑胡椒、葫蘆巴籽、茴香、肉豆蔻、聖羅勒、薑黃、印度藏茴香籽、茴芹、葛縷子籽、小豆蔻、洋甘菊、肉桂、丁香、孜然、月桂葉和蒔蘿籽都很好。

🌏 嬰兒

- 將溫熱的蒔蘿籽精油或蓖麻油塗抹在肚臍四周。

胃炎

這些療法可減少胃酸、增加消化之火。假如症狀超過三天或疼痛惡化，請尋求專業醫療協助。

適用所有身體能量

- 將 1/4 小匙薑粉、1 小匙印度酥油和 1 小匙片糖製成藥丸（見第 203 頁），三餐飯前十五至三十分鐘服用。

只適用風能和水能

- 飯後馬上食用 1 小匙印度藏茴香。

只適用火能

- 飯後服用 1 小匙薑黃。

🍴 飲食

- 多吃紅蘿蔔、椰子、泡過水的葫蘆巴籽、葉菜類和綠豆。
- 飲用加在溫水裡的檸檬汁。
- 忌吃酸味水果、辛辣香料和優格。

胃炎合併胃痛

有時，胃炎會跟胃痙攣一起出現，這時候可使用這個療法緩解疼痛。

適用所有身體能量

- 飲用丁香粉熬煮而成的藥湯。丁香可減緩發炎並局部麻醉。

胃灼熱或胃酸逆流

空腹或飯後可以試試以下的療法，如果胃灼熱超過三週持續未改善，請尋求專業醫療協助。

適用所有身體能量

- 飲用 1 杯（240 毫升）石榴汁加上 1 小匙蜂蜜，一天最多三次。
- 食用 1 小匙孜然粉加上等量的蜂蜜，一天最多三次。

消化不良和消化之火微弱

試試每天進行這些療法，增進身體健康。也請參考第 84–85 頁的消化之火飲食。假如經常消化不良或疼痛惡化，請尋求專業醫療協助。

適用所有身體能量

- 將 1 大匙檸檬汁和 1 小匙薑汁加入 1 杯（240 毫升）溫水，每天早上搭配 1 小匙蜂蜜飲用。
- 三餐飯前吃一點生薑葡萄乾蘸醬（見第 110 頁）。

只適用風能和火能

- 咀嚼 1/4 小匙的香菜籽。

只適用風能和水能

- 三餐飯前食用 ½ 小匙新鮮的薑和 1 撮鹽（有高血壓請不要加鹽）。

- 大餐之後，飲用黑胡椒藥湯。

只適用火能

- 大餐之後，飲用長辣椒藥湯，或者將 1 小匙孜然粉跟 1 杯（240 毫升）白脫牛乳一起加熱煮沸，搭配少許植物油和 1 撮岩鹽。

只適用火能和水能

- 三餐飯前食用一點長辣椒粉加蜂蜜。

🍴 飲食

- 做菜時多用香料。黑豆蔻對風能和水能特別有益。薑黃等苦味香草對火能很好。

🧘 瑜伽

- 每天練習瑜伽招式和三分鐘的深沉呼吸。

反胃

嚴重反胃和嘔吐時，須立即尋求專業醫療協助，這些療法可用在輕微反胃時。

適用所有身體能量

- 有需要就食用 ½ 小匙新鮮的薑加上 1 大匙檸檬汁和 1 撮岩鹽，但頻率不要超過每十分鐘一次（有高血壓請不要加鹽）。
- 有需要就飲用葛縷子籽、香菜籽（這也可以用咀嚼的）、茴香或薄荷煮成的濃茶或藥湯。

眼睛、頭髮、皮膚和牙齒相關病症療法

這一節收錄了眼睛、頭髮、皮膚和牙齒有關的病症，大部分的療法都是為了減輕症狀，有些（像是跟眼睛和牙齒有關的許多療法）則是能夠提升整體健康與機能的良好習慣。

眼睛

眼睛跟火能有密切關聯，下面這些療法可改善視力。

適用所有身體能量

- 將 2 根番紅花泡在 30 毫升的玫瑰水裡一晚，作為眼藥水使用。
- 每天飲用 2-4 小匙新鮮的茴香汁。

只適用風能和火能

- 將 1 小匙印度酥油跟 1/4 小匙鷹嘴豆粉和 1/4 小匙蔗糖混合後食用。

結膜炎

傳統的醫學治療可搭配這些療法。如果症狀超過兩天，請尋求專業醫療協助。

適用所有身體能量

- 將一比十的薑黃粉和水加熱煮沸，放涼後用棉球沾濕，塗在眼睛上。
- 將 1 小匙孜然粉泡在 1 杯（240 毫升）熱水中，使用洗眼杯讓眼睛泡在溶液裡。
- 使用棉球將香菜藥湯或新鮮香菜的汁液塗在眼睛上。
- 使用棉球將 1 滴蜂蜜塗在眼睛上，一天兩到三次。

落髮

短暫落髮可能是由壓力、疾病或治療引起，這些療法可減少落髮。若突然出現落髮、一撮一撮落髮，或者頭皮發癢灼熱等現象，請尋求專業醫療協助。

適用所有身體能量

- 製作葫蘆巴葉藥膏，塗抹在頭皮上。
- 使用烤過的葫蘆巴籽粉製作藥膏，塗抹在頭皮上，三十至六十分鐘後洗掉。

皮膚

皮膚、血液和火能關係密切。任何苦味或具有冷卻效果的東西通常都十分有用，因為這些可以緩和火能。葫蘆巴、薑黃粉和印度苦楝可以口服或外敷，減緩皮膚問題。

膿瘍

這些療法可以讓膿瘍或青春痘成熟，應該在專業醫療人員的建議下使用。

適用所有身體能量

- 將黑胡椒製成的敷藥塗抹在患部。
- 將蒔蘿葉製成的藥膏塗抹在患部，或者在 1 杯（240 毫升）芝麻油中

小火加熱 5-10 片蒔蘿葉，然後塗抹在患部。

粉刺

這些療法可緩和輕微的粉刺，如果你覺得自己的粉刺很嚴重，請尋求專業醫療協助。

適用所有身體能量

- 將 1 小匙薑黃粉跟 1/4 小匙檸檬汁或 ½ 小匙蜂蜜混合，塗抹在患部。
- 製作孜然藥膏，像面膜一樣塗抹在臉上。
- 使用壓碎的葛縷子籽跟水或芝麻油混合製成藥膏塗抹。
- 使用肉豆蔻、薑黃粉和黑胡椒製成藥膏塗抹。

膚色

這些療法可改善膚色，使皮膚變年輕。

適用所有身體能量

- 使用泡過水的葫蘆巴籽製成藥膏，像面膜一樣塗抹在臉上。
- 將牛奶跟 1 撮肉豆蔻混合，塗抹在皮膚上，一天最多三次。
- 要清潔皮膚，可以在乳液中添加番紅花或是使用番紅花製成的敷藥來塗抹。

皮膚乾裂

這些療法都可以減緩皮膚乾燥的情形，如果問題持續存在，請尋求專業醫療協助。

適用所有身體能量

- 將 ½ 小匙薑黃粉混入 1 小匙印度酥油或蓖麻油進行塗抹。

蕁麻疹

疹子通常一到兩天就會消退，如果持續三天以上，請尋求專業醫療協助。

適用所有身體能量

- 請在一天當中的兩餐飯後服用 1 小匙印度藏茴香籽加上 1 小匙蔗糖。
- 將 1 小匙薄荷和 2 小匙蔗糖跟水一起加熱煮沸，飲用 1 杯（240 毫升）的量，一天最多三次。

蚊蟲叮咬

蚊蟲叮咬通常數小時或數天就會痊癒。假如傷口超過五公分、受到感染或者三天後仍未好轉，請尋求專業醫療協助。

適用所有身體能量

- 使用聖羅勒、尤加利和印度苦楝精油作為防蚊液。
- 使用聖羅勒葉塗抹蚊蟲叮咬處。
- 將 1 小匙孜然粉跟 1 小匙印度酥油混合，塗抹在叮咬處，這可減少疼痛、腫脹，消除毒素。
- 針對蜂螫，可塗抹搗碎的月桂葉製成的敷藥。

發癢

任何一個身體能量都有可能引起皮膚發癢，水能最有可能，其次是風能，火能則最不可能。

只適用風能和水能

- 塗抹芥子油或芥末籽製成的敷藥。

皮膚刺激或皮疹

疹子通常 1–2 天就會消退，如果持續三天以上或是伴隨發燒，請尋求專業醫療協助。

適用所有身體能量

- 塗抹加了薑黃粉的蘆薈凝膠或薑黃粉製成的藥膏，乾掉後洗除。一天塗抹三到四次（最好使用沒有添加檸檬酸的蘆薈凝膠，因為酸會抵消蘆薈的冷卻功效）。
- 將印度藏茴香敷藥塗抹在患部。
- 將新鮮水芹葉製成的藥膏塗抹在患部。
- 塗抹孜然粉藥膏或者在泡澡水中添加 2 大匙孜然粉。
- 塗抹小豆蔻籽粉製成的藥膏。

只適用風能和水能

- 塗抹黑豆蔻粉和水製成的溫熱藥膏，不可塗抹在臉部。

牙齒

口腔衛生是阿育吠陀日常保健的核心重點之一，下面這些療法可保持牙齒健康。

適用所有身體能量

- 每天咀嚼印度苦楝葉（印度苦楝具有抗菌效果）。
- 每一餐的最後吃點酸味食物（酸性物質可以讓牙齒保持乾淨）。
- 每天早上使用鹽水漱口。
- 吃完甜食或含糖食物後用水漱口。
- 使用印度苦楝樹枝清潔牙齒。
- 油漱口（見第 34 頁）。

只適用風能和水能

- 使用加鹽的芥子油每天按摩牙齦。

牙痛

這些療法主要具有抗菌效果，可減輕牙痛。假如牙痛超過兩天，請尋求專業醫療協助。

適用所有身體能量

- 咀嚼 2 顆丁香，一天最多三次。
- 使用棉花棒沾丁香精油，塗抹於患部（小心！請不要塗太久，否則可能會造成潰瘍）。
- 使用黑胡椒粉，或是等量的薑粉、黑胡椒和長胡椒混合物刷牙。也可以將上述混合物製成藥湯漱口。

只適用風能和水能

- 使用加 1 撮鹽的芥子油漱口。
- 使用黑豆蔻藥湯漱口。

創傷和肌肉骨骼相關病症療法

風能會因為創傷而加劇,而疼痛則是風能的作用之一;水能最常出現腫脹;火能會造成潮紅和發熱。這些病症很多都需要立即的專業醫療協助,如果不確定,請務必先諮詢專業醫療人員。

各種身體疼痛

如果疼痛劇烈或持續三天以上,請立即尋求專業醫療協助。

適用所有身體能量

- 針對體外疼痛,可塗抹馬鬱蘭精油、印度酥油、肉豆蔻藥膏或者使用壓碎的芥末籽製成的溫熱藥膏,一天最多三次。
- 混合等量的樟腦油和芥子油,或者等量的芥子油和肉桂精油加上葫蘆巴粉,按摩患部,一天最多三次。

只適用風能和水能

- 針對體內疼痛,可服用⅓小匙黑豆蔻、⅓小匙薑黃粉、⅓小匙黑胡椒和 1 小匙印度酥油的混合物,一天最多三次。

只適用火能和水能

- 針對體內疼痛,可服用⅓小匙小豆蔻、⅓小匙薑黃粉、⅓小匙黑胡椒和蜂蜜的混合物,一天最多三次。

骨折和骨質疏鬆症

出現這些狀況務必尋求專業醫療協助。這兩種情形都缺乏骨骼組織,薑可以加強消化之火,產生健康的新組織。

適用所有身體能量

- 一天兩次飲用 1 杯(240 毫升)加了 1 小匙甘草和 1 小匙薑的溫牛奶。

燒傷（輕微）

這些療法只適用輕微的燒傷,而且要在患部沖洗十分鐘的冷水後才能使用。較嚴重的燒傷應立即尋求專業醫療協助。蜂蜜具有乾燥和冷卻的效果,印度酥油和葫蘆巴葉具有冷卻功效,因此這些都能有效減輕疼痛,幫助燒傷癒合。

適用所有身體能量

- 在燒傷處塗抹蜂蜜。
- 在燒傷處塗抹葫蘆巴葉藥膏。
- 有需要就在燒傷處塗抹印度酥油。

腰痛和坐骨神經痛

這些療法可減輕下背和腿部疼痛。假如症狀持續超過三週、疼痛惡化或者嚴重到使你無法完成日常事項和職責,請尋求專業醫療協助。

適用所有身體能量

- 有需要就塗抹辣椒粉製成的敷藥。
- 將 1 小匙肉桂粉和 1 小匙薑粉放入

1 杯(240 毫升)芝麻油加熱,有需要就塗抹。

四肢麻木

這些療法應搭配專業醫學治療使用。

適用所有身體能量

- 塗抹新鮮的薄荷藥膏或薄荷精油。

只適用風能和水能

- 塗抹混合辣椒粉的芥子油,一天最多兩次。塗抹後務必徹底沖洗。

骨關節炎

這些療法可減輕疼痛和腫脹。務必尋求專業醫療協助,在醫療人員的監督下進行這些療法。

適用所有身體能量

- 混合 2 小匙水芹籽和 1 小匙檸檬汁,用研缽磨碎製成藥膏塗抹。
- 混合 2 小匙水芹籽和 1 小匙檸檬汁,塗抹在患部。
- 使用蓖麻油按摩患部。

風濕和類風濕關節炎

這些療法可減輕疼痛。兩種情形都表示有毒素存在，因此務必實踐可以消化毒素和加強消化之火的做法（見第56–57頁）。

適用所有身體能量

- 將 1 小匙薑粉加在 1 杯（240 毫升）優格或凝乳中，一天最多食用三次。
- 將 1 小匙水芹籽粉跟 100 毫升的牛奶一起加熱煮沸，一天飲用三次。
- 燙蒔蘿籽，使用研缽磨碎，接著製成藥膏塗抹在患部。
- 將泡過水的馬鬱蘭製成溫熱藥膏塗抹，或將馬鬱蘭藥湯放入泡澡水中。
- 三餐飯後服用 ½ 小匙薑粉加上 1 小匙蜂蜜或 ½ 小匙蓖麻油。
- 使用等量的蓖麻油和丁香精油按摩患部。

只適用風能和火能

- 三餐飯後服用 ½ 小匙薑粉加上 1 小匙印度酥油。

只適用風能和水能

- 服用 ¼–½ 小匙的辣椒粉加蜂蜜，一天最多三次。
- 有需要就使用混合辣椒粉的蓖麻油按摩患部。

扭傷

腫脹通常是水能失衡的跡象，可透過乾熱減緩。任何創傷都會使風能加劇，可透過炙熱和穩定兩種特質減緩。假如關節無法活動、四肢發軟或疼痛特別劇烈，請尋求專業醫療協助。

適用所有身體能量

- 透過冷敷消腫。針對很痛的扭傷，

則使用熱敷。
- 使用月桂葉精油或蓖麻油按摩患部。

關節和四肢腫脹與疼痛

疼痛表示跟風能有關，腫脹則與水能有關。可以加強消化之火的做法都很好（見第56–57頁）。如果症狀三天後未改善，請尋求專業醫療協助。

適用所有身體能量

- 一天三次服用加了1小匙薑黃和1撮黑胡椒的蜂蜜（水能使用蜜露蜂蜜）。
- 有需要就塗抹長辣椒製成的溫熱藥膏。
- 有需要就塗抹印度藏茴香籽製成的乾熱敷藥。
- 有需要就塗抹葫蘆巴籽粉製成的溫熱藥膏。
- 有需要就塗抹壓碎的孜然籽製成的藥膏。
- 有需要就塗抹聖羅勒或一般羅勒葉製成的敷藥。
- 有需要就塗抹蒔蘿籽製成的熱敷藥。
- 將 1 小匙薑粉或肉豆蔻跟 100 毫升溫熱的芝麻油混合，或者將 1 小匙葫蘆巴粉跟 100 毫升的芥子油混合，有需要就用來按摩患部。
- 將蒔蘿籽藥湯加入泡澡水中。

肌腱炎

任何身體能量都可能跟肌腱炎有關。最好的治療就是休息，但是你也可以使用下面的療法。假如關節完全無法活動，請尋求專業醫療協助。

適用所有身體能量

- 將 1 大匙薑泥跟 1 大匙蜂蜜混合，有需要就塗抹於患部。

雙腳疲勞

這個療法可減輕雙腳的疼痛或疲勞。

適用所有身體能量

- 每天使用加了月桂葉藥湯的溫水泡腳。

傷口

任何傷口都應該用抗菌的東西治療，傷口很嚴重的話應尋求專業醫療協助。

新傷

這些療法可在傷口出現後馬上使用。

適用所有身體能量

- 在傷口上撒薑黃粉（這具有抗菌效果，也能止血）。
- 一天三次服用 ¾ 小匙薑黃粉和 ½ 小匙蔗糖，最多連續服用三天（可以消除瘀青、減少腫脹和疼痛）。

舊傷

如果傷口沒有好好癒合結痂，可使用這些療法。

適用所有身體能量

- 塗抹長辣椒和 1 小匙蜂蜜製成的敷藥（這可以增加循環、減少腫脹、清潔傷口）。
- 塗抹稀釋過的薑黃藥膏。
- 塗抹乾薑黃粉。

傷口感染

如果你覺得傷口感染了，請尋求專業醫療協助，並在治療你的醫療人員同意後才使用這些療法。

適用所有身體能量

- 塗抹泡在熱水中的印度藏茴香藥膏。
- 倘若出現潰瘍，請塗抹新鮮的薄荷汁液或薄荷精油，一天最多三次。

詞彙表

消化之火：有了消化之火才可以好好消化食物、創造健康組織，並產生生命精華。

毒素：未消化的食物會形成毒素，健康的消化之火便能加以消化（移除）。

招式：瑜伽練習期間所做出的姿勢和動作。

八肢：練習瑜伽和冥想時遵循的古典體系。

阿育吠陀：印度的古典醫學體系，探討健康生活以及疾病的預防與治療。

阿育吠陀水：滾沸二十分鐘並趁熱飲用的開水。這種水可活化消化之火與幫助消化。

梵天時段：清晨四點到六點悅性最為顯著的時段，特別適合瑜伽、冥想和性靈練習。

脈輪：人體中聚焦和輸送能量的點，在練習冥想和調息時會使用到。

體質：一個人的體質是指三大身體能量所占的比例，在受孕時就決定好了。

大休息式：瑜伽練習期間使用的放鬆姿勢。

組織：指身體的七大組織，共同組成身體的實體。

身體能量：組成身心的三種能量，失衡的話（輕微失衡稱作「擾動」，嚴重失衡稱作「升高」）會讓人生病。

特質：生理特質共分成二十種，關於心理的特質，請見「三特質」條目。

哈達瑜伽：協助控制氣（生命能量）

以控制心靈的招式和調息法。

水能：賦予實質、凝聚、潤滑和力氣的身體能量。

廢物：身體產生的廢物（糞便、尿液和汗水）。

清肺：一種瑜伽調息法。

行動瑜伽：無私服務他人的練習。

咒語：練習冥想時使用的一句話或一個聲音。

抹鼻油：把油塗抹在鼻孔內側，作為日常保健或五業排毒療法當中的其中一種治療。

洗鼻壺：茶壺造型的容器，可用來把鹽水倒入鼻孔，清潔鼻腔和鼻竇。

無形體咒語：一種跟自我有關的抽象咒語。

油漱口：用油清洗口腔的日常保健習慣。

生命精華：「第八個」組織，可以守住體內的氣（生命能量），讓組織不受到身體能量的有害作用所損傷。

五業排毒：淨化身體多餘身體能量的療法。

火能：負責體內一切轉變活動的身體能量。

氣：即生命能量，身體的活動、器官和感官機能都需要它。

調息：透過有意識地呼吸控制能量的練習。

激性：心理三特質之一，屬於躁動的能量。

勝王瑜伽：跟心靈控制和冥想有關的練習。

回春醫學：具有回春功效的草藥製備方式，可以創造健康的組織，並增加韌性。

有形體咒語：跟某個神祇有關的具體咒語。

悅性：心理三特質之一，屬於清晰與和諧的能量。

自我：即意識（常被形容為魂魄），跟心靈和肉身有所區別。

額頭倒油：一種身體治療，會將油或白脫牛乳倒在額頭上。

太陽輪：位於胃後方的脈輪。

惰性：心理三特質之一，會導致遲鈍與倦怠。

第三眼：位於額頭中央、兩眼之間的脈輪。

三特質：指心理三特質，即悅性、惰性和激性。

風能：負責身體一切運動與感知的身體能量。

國際悉瓦南達瑜伽吠壇多中心與靜修院

中心提供瑜伽、調息、冥想、素食和阿育吠陀、瑜伽心理學、哲學、瑜伽工作坊和師資培訓課程及相關研討會。

創立者
西薩努德瓦南達

www.sivananda.org

總部

CANADA
Sivananda Ashram Yoga Camp
673, 8th Avenue Val Morin
Quebec J0T 2R0,
Canada

www.sivananda.org/camp

靜修院

AUSTRIA
Sivananda Yoga Retreat House
Bichlach 40
A- 6370 Reith bei Kitzbühel
Tyrol, Austria

www.sivananda.at

BAHAMAS
Sivananda Ashram Yoga Retreat
P.O. Box N7550 Paradise Island
Nassau,
Bahamas

www.sivanandabahamas.org

FRANCE
Château du Yoga Sivananda
26 Impasse du Bignon
45170 Neuville aux bois,
France

www.sivanandaorleans.org

INDIA
Sivananda Yoga Vedanta
Meenakshi Ashram
Near Pavanna Vilakku Junction,
New Natham Road
Saramthangi Village
Madurai Dist. 625 503
Tamil Nadu, South India

www.sivananda.org/madurai

Sivananda Kutir
(Near Siror Bridge)
P.O. Netala, Uttar Kashi Dt,
Uttarakhand, Himalayas, 249 193,
North India

www.sivananda.org/netala

Sivananda Yoga Vedanta
Dhanwantari Ashram
P.O. Neyyar Dam
Thiruvananthapuram Dt.
Kerala, 695 572, India

www.sivananda.org/neyyardam

International Sivananda Yoga Vedanta
Tapaswini Ashram
Guthavaripalem, Kadivedu P.O.
Chilakur Mandalam, Gudur, India

www.sivananda.org.in/gudur

UNITED STATES
Sivananda Ashram Yoga Ranch
P.O. Box 195, 500 Budd Road
Woodbourne, NY 12788, USA

www.sivanandayogaranch.org

Sivananda Ashram Yoga Farm
14651 Ballantree Lane
Grass Valley, CA 95949, USA

www.sivanandayogafarm.org

VIETNAM
Sivananda Yoga Vietnam Resort and
Training Centre
K' Lan Eco Resort, Tuyen Lam Lake;
Dalat, Vietnam

www.sivanandayogavietnam.org

中心

ARGENTINA
Centro Internaciónal de Yoga
Sivananda
Sánchez de Bustamante 2372 -
(C.P. 1425)
Capital Federal - Buenos Aires -Argentina

www.sivananda.org/buenosaires

Centro de Yoga Sivananda
Rioja 425, 8300 Neuquén, Argentina

www.facebook.com/SivanandaNeuquen/

AUSTRIA
Sivananda Yoga Vedanta Zentrum
Prinz Eugen Strasse 18
A -1040 Vienna, Austria

www.sivananda.org/vienna

BRAZIL
Centro Sivananda de Yoga Vedanta
Rua Santo Antônio 374, Bairro Floresta
Porto Alegre 90220-010, Brazil

www.sivananda.org/portoalegre

Centro International Sivananda de
Yoga e Vedanta
Rua Girassol 1088, Vila Madalena
Sao Paulo 05433-002, Brazil

www.sivananda.org/saopaulo

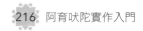

CANADA
Sivananda Yoga Vedanta Centre
5178 St Lawrence Blvd, Montreal,
Quebec H2T 1R8, Canada

www.sivananda.org/montreal

Sivananda Yoga Vedanta Centre
77 Harbord Street
Toronto, Ontario M5S 1G4, Canada

www.sivananda.org/toronto

CHINA
Sivananda Yoga Vedanta Center
Zhonghuayuan Xiuyuan 30-3-202,
5 Tongzilin East Road,
Wuhou District, Chengdu, Sichuan
610041 China

www.sivanandayogachina.org

FRANCE
Centre Sivananda de Yoga Vedanta
140 rue du Faubourg Saint-Martin
F-75010 Paris
France

www.sivananda.org/paris

GERMANY
Sivananda Yoga Vedanta Zentrum
Steinheilstrasse 1
D-80333 Munich, Germany

www.sivananda.org/munich

Sivananda Yoga Vedanta Zentrum
Schmiljanstrasse 24
D-12161 Berlin, Germany

www.sivananda.org/berlin

INDIA
Sivananda Yoga Vedanta Nataraja
Centre
A-41 Kailash Colony
New Delhi 110 048, India

www.sivananda.org/delhi

Sivananda Yoga Vedanta Dwarka
Centre
(near DAV school, next to Kamakshi Apts)PSP
Pocket, Sector – 6
—斯瓦米·悉瓦南達 Marg,
Dwarka, New Delhi 110 075,
India

www.sivananda.org/dwarka

Sivananda Yoga Vedanta Centre
TC37/1927 (5), Airport Road, West Fort P.O.
Thiruvananthapuram
Kerala 695 023, India

www.sivananda.org/trivandrum

Sivananda Yoga Vedanta Centre
3/655 (Plot No. 131) Kaveri Nagar
Kuppam Road, Kottivakkam
Chennai, Tamil Nadu 600 041, India

www.sivananda.org/chennai

Sivananda Yoga Vedanta Centre
444, K.K. Nagar, East 9th Street
Madurai, Tamil Nadu 625 020, India

www.sivananda.org/maduraicentre

ISRAEL
Sivananda Yoga Vedanta Centre
6 Lateris St, Tel Aviv 64166, Israel

www.sivananda.co.il

ITALY
Centro Yoga Vedanta Sivananda Roma
Via Oreste Tommasini, 7
00162 Rome, Italy

www.sivananda-yoga-roma.it

Centro Yoga Vedanta Sivananda
Milano, Milan, Italy
Phone: +39.334.760.5376

e-mail: Milan@sivananda.org

JAPAN
Sivananda Yoga Vedanta Centre
4-15-3 Koenji-kita, Suginami-ku
Tokyo 1660002, Japan

www.sivananda.jp

LITHUANIA
Šivananda Yogos Vedantos Centras
Vilniuje
M.K. Čiurlionio g. 66, 03100 Vilnius
Lithuania

www.sivananda.org/vilnius

SPAIN
Centro de Yoga Sivananda Vedanta
Calle Eraso 4, 28028 Madrid

www.sivananda.org/madrid

SWITZERLAND
Centre Sivananda de Yoga Vedanta
1 Rue des Minoteries
1205 Geneva, Switzerland

www.sivananda.org/geneva

UNITED KINGDOM
Sivananda Yoga Vedanta Centre
45–51 Felsham Road
London SW15 1AZ, UK

www.sivananda.co.uk

UNITED STATES
Sivananda Yoga Vedanta Center
1246 West Bryn Mawr
Chicago, IL 60660, USA

www.sivanandachicago.org

Sivananda Yoga Vedanta Center
243 West 24th Street
New York, NY 10011, USA

www.sivanandanyc.org

Sivananda Yoga Vedanta Center
1185 Vicente Street
San Francisco, CA 94116, USA

www.sivanandasf.org

Sivananda Yoga Vedanta Center
13325 Beach Avenue
Marina del Rey, CA 90292, USA

www.sivanandala.org

URUGUAY
Asociación de Yoga Sivananda
Acevedo Díaz 1523
11200 Montevideo, Uruguay

www.sivananda.org/montevideo

VIETNAM
Sivananda Yoga Vedanta Centre
25 Tran Quy Khoach Street, District 1
Ho Chi Minh City, Vietnam

www.sivanandayogavietnam.org

關於作者

瑜珈阿闍黎、國際悉瓦南達瑜珈吠檀多中心董事會成員，以及悉瓦南達瑜珈教師訓練課程的資深講師：

斯瓦米 · 杜加南達

斯瓦米 · 杜加南達在導師斯瓦米 · 毗濕奴帝瓦南達的要求下，到歐洲成立了悉瓦南達瑜珈吠檀多中心。斯瓦米 · 杜加南達教導過好幾代的瑜珈學生和教師，告訴他們如何應用阿育吠陀和瑜珈的原則，進而實踐健康的性靈生活方式。她的眼光和建言是這本書的指引主線。swd@sivananda.net

斯瓦米 · 悉瓦達沙南達

斯瓦米 · 悉瓦達沙南達根據導師斯瓦米 · 毗濕奴帝瓦南達的教學體系和實用靈感彙編出有關招式、調息與放鬆的章節。他帶著自己深遠的知識在世界各地教授課程和工作坊，教學風格充滿動態且準確。sws@sivananda.net

斯瓦米 · 開拉沙南達

斯瓦米 · 開拉沙南達是斯瓦米 · 毗濕奴帝瓦南達的資深學徒之一，在本書的冥想章節分享了自己多年的實踐與教學經驗。swk@sivananda.net

圖片出處

出版社感謝以下人士提供相關照片

(Key: a-above; b-below/bottom; c-centre; f-far; l-left; r-right; t-top)

123RF.com: Liudmila Horvath 1c, 2-3, 4-5, 6t, 7r, 8-9, 10-11, 12-13, 14t, 16t, 19t, 20-21t, 21br, 23br, 25br, 27t, 27r, 28-29, 31r, 34bl, 36tr, 39r, 40-41c, 42-43c, 44-45c, 48-49, 50-51, 52-53, 54-55, 56-57, 58-59, 60-61, 64t, 65br, 66b, 67br, 68-69, 72bl, 72-73c, 73t, 75, 76bl, 76-77c, 77t, 79, 80bl, 80-81c, 81t, 83, 84bc, 84-85t, 84-85c, 85br, 86bc, 87c, 88-89, 90-91, 92-93, 94-95, 96tl, 96bl, 98-99, 100-101, 102-103, 104tl, 104bl, 105tr, 106-107, 108bl, 109, 110-111, 112, 113tr, 114bl, 115, 116-117, 118-119, 122-123t, 122-123c, 123br, 124tr, 125tr, 128tr, 129tr, 130tr, 131tc, 132tr, 134-135t, 136tr, 138tr, 140tr, 141t, 142tr, 144tr, 145cr, 146tr, 148tr, 149tc, 150tr, 151tr, 152tr, 153br, 154tr, 156tr, 158tr, 162-163t, 162-163c, 162-163b, 164-165, 168-169t, 169br, 176tr, 176b, 176-177t, 177br, 178tr, 178-179b, 179, 182b, 183tr, 185tr, 186-187, 189br, 192t, 192bl, 193br, 194t, 194bl, 195br, 198-199, 202-203, 204tr, 205br, 206tr, 207br, 208tr, 209br, 210tr, 211br, 212tr, 217t, 217r, 219t, 219r, 221r, 222-223t, 223br, 224tr, 224cr, Natbasil 22-23t, 191tr, Snezh 24-25t, 30-31, 46-47, 197br, 200-201, 202b, 203t

All other images © Dorling Kindersley

For further information see:
www.dkimages.com

關於作者

　　瑜珈阿闍黎、國際悉瓦南達瑜珈吠檀多中心董事會成員，以及悉瓦南達瑜珈教師訓練課程的資深講師：

斯瓦米 · 杜加南達

　　斯瓦米 · 杜加南達在導師斯瓦米 · 毗濕奴帝瓦南達的要求下，到歐洲成立了悉瓦南達瑜珈吠檀多中心。斯瓦米 · 杜加南達教導過好幾代的瑜珈學生和教師，告訴他們如何應用阿育吠陀和瑜珈的原則，進而實踐健康的性靈生活方式。她的眼光和建言是這本書的指引主線。swd@sivananda.net

斯瓦米 · 悉瓦達沙南達

　　斯瓦米 · 悉瓦達沙南達根據導師斯瓦米 · 毗濕奴帝瓦南達的教學體系和實用靈感彙編出有關招式、調息與放鬆的章節。他帶著自己深遠的知識在世界各地教授課程和工作坊，教學風格充滿動態且準確。sws@sivananda.net

斯瓦米 · 開拉沙南達

　　斯瓦米 · 開拉沙南達是斯瓦米 · 毗濕奴帝瓦南達的資深學徒之一，在本書的冥想章節分享了自己多年的實踐與教學經驗。swk@sivananda.net

圖片出處
出版社感謝以下人士提供相關照片

(Key: a-above; b-below/bottom; c-centre; f-far; l-left; r-right; t-top)

123RF.com: Liudmila Horvath 1c, 2-3, 4-5, 6t, 7r, 8-9, 10-11, 12-13, 14t, 16t, 19t, 20-21t, 21br, 23br, 25br, 27t, 27r, 28-29, 31r, 34bl, 36tr, 39r, 40-41c, 42-43c, 44-45c, 48-49, 50-51, 52-53, 54-55, 56-57, 58-59, 60-61, 64t, 65br, 66b, 67br, 68-69, 72bl, 72-73c, 73t, 75, 76bl, 76-77c, 77t, 79, 80bl, 80-81c, 81t, 83, 84bc, 84-85t, 84-85c, 85br, 86bc, 87tc, 88-89, 90-91, 92-93, 94-95, 96tl, 96bl, 98-99, 100-101, 102-103, 104tl, 104bl, 105tr, 106-107, 108bl, 109, 110-111, 112, 113tr, 114bl, 115, 116-117, 118-119, 122-123t, 122-123c, 123br, 124tr, 125tr, 128tr, 129tr, 130tr, 131tc, 132tr, 134-135t, 136tr, 138tr, 140tr, 141t, 142tr, 144tr, 145cr, 146tr, 148tr, 149tc, 150tr, 151tr, 152tr, 153br, 154tr, 156tr, 158tr, 162-163t, 162-163c, 162-163b, 164-165, 168-169t, 169br, 176tr, 176b, 176-177t, 177br, 178tr, 178-179b, 179, 182b, 183tr, 185tr, 186-187, 189br, 192t, 192bl, 193br, 194t, 194bl, 195br, 198-199, 202-203, 204tr, 205br, 206tr, 207br, 208tr, 209br, 210tr, 211br, 212tr, 217t, 217r, 219t, 219r, 221r, 222-223t, 223br, 224tr, 224cr, Natbasil 22-23t, 191tr, Snezh 24-25t, 30-31, 46-47, 197br, 200-201, 202b, 203t

All other images © Dorling Kindersley

For further information see: www.dkimages.com